진병국 지음

만병의
원인은
저체온

진병국 지음

만병의
원인은
저체온

문학공원

책을 펴내며

몸이 따스해지면 모든 병은 회복할 수 있다

세계 최고 과학자라 불리는 에디슨도 전깃불을 밝히기 전까지는 몇 수십 년 동안 바보 멍청이 소리를 들었을 것이다. 에디슨은 아무것도 모르고 생각 하나로만 어두운 밤을 대낮처럼 밝힌 것이다.

나는 근 10년 동안 이 세상에서 가장 어려운 숙제인 병과 건강에 대하여 고민하고 그 해결방법을 가장 쉽게 찾았다고 확신한다. 그런데 내 말이 한 마디도 틀린 게 없는데도 나는 바보 멍청이로 보고 있다.

나는 의학 의술의 발명자도 발견자도 아니요, 의사도 아니요, 의서를 많이 읽었거나 의학상식도 하나 없는 일반 가정의 40대 후반의 아버지였다.

집에 있는 온열의료기에서 그냥 건강을 찾았을 뿐이다. 나뿐만 아니라 할아버지와 할머니, 그리고 많은 사람들에게 다시 건강이 돌아올 수 있다는 것을, 살아날 수 있다는 것을 안 것뿐이다. 이 사실을 온 세상 사람들에게 알리고자 책을 쓴다.

에디슨은 어두운 밤을 대낮처럼 밝혔지만 나는 이 어두운 사람의 마음을, 어지러운 현실을 전 인류에게 밝히고 전할 뿐이다.

온 세상, 인류가 병이 있으면 인류가 될 수 없다. 여기서 우리가 약이나 의술에 기대면 악순환이 될 뿐이다. 돌고 도는 악순환에서 인간은 결코 살아남을 수 없다. 악과 의술에 기대면 힘없는 아이나, 힘없는 노인에게는 생과 사, 두 가지밖에 방법이 없다. 약이나 의술에 기대면 박살이 나도 좋을 청춘은 없다.

우리 몸의 신체구조는 헤아릴 수 없이 많은 세포로 이루어져 있다. 단 한군데에서 혈이 돌지 않으면, 안 가면, 막히면 몸은 고장이 나고 만다. 탈이 나고 만다. 아프다고 하는데 어떻게 의사나 의약, 의술이 감당할 수 있겠는가? 그 무엇으로도 감당할 수 없다.

사람의 신체구조는 지구와 맞먹는다고 한다. 그런데 이것을 어떻게 사람이 감당할 수 있나. 기계밖에 감당할 수 없다는 결론에 이른다.

자동으로 돌아가는 기계로 밖에 풀 수 없는 것이 상식이다. 부질없는 의약, 의술을 처방하는 행위는 힘없는 생에 대한 욕심일 뿐이다. 죽음보다 고생인 생명의 연장수단일 뿐이다.

다행히도 내 뒤에는 증인이나 증거가 수두룩하다. 증인 뒤에는 건강 수치를 알 수 있는 의학박사, 대체의학자들이 수두룩하다. 건강수치를 재어 보지도 않고 수치를 모른다고 하면 그분들은 평생 수치스러움을 면지 못할 것이다.

수치스러움을 모른다고 하면 그 뒤에 또 증인 여러 사람이 있다. 나는 지난 번 책에서 건강이 되살아난 130명의 증인을 보여드렸다. 그 후 8년이 지난 지금도 증인들이 수없이 생겨나고 있다. 의사는 두말없이 건강수치를 재보아야 한다. 누구도 건강에 대하여 정확히 몰랐으니까 말이다. 건강은 중요하게 생각지 않고 하나님도 보이지 않았으므로 건강에 대해 알지 못하면서도 지킨다고 자처해온 병원에 대하여 절대 욕해서는 안 된다.

다행이 의사가 아닌 일반인이 말기암환자를 완치시켰다고 하니 이해가 될 것이다. 다행히 미국의 미래학자가 '30년 후 인간은 죽지 않는다.'고 말했다. 하나님은 그때가 되면 다시는 인간에게 사망은 없다. 아무 걱정하지 마라. 생과 사는 하늘에 계시는 하나님아버지가 주관하신다. 두말하면 잔소리다. 힘없는 인간이 시류에 따라 살아야지 어떻게 하라는 말인가? 마음대로 죽지도 못하고 죽을 때까지 살아주어야 하니 얼마나 고마운 일인가?

엄마의 자궁에서처럼 몸을 따스하게 한다면 인간은 본래의 기능을 찾을 수 있다. 몸이 따스해지면 암도 녹일 수 있다. 그것이 온열의료기의 효과다. 온열의료기로 사람의 몸을 따뜻하게 데우면 모든 건강은 회복될 수 있다는 확신이 있기에 이 책을 쓴다.

서문
몸이 따스해지면 건강해진다는 확신이 서

김 순 진 (고려대 평생교육원 교수)

　처음에 진병국 선생이 책을 내겠다고 A4용지에 쓴 원고뭉치를 들고 왔을 때 나는 깜짝 놀랐다. 내용이 너무나 신선했기 때문이다. 그러나 고등학교 동창 최영진의 부탁으로 이 책을 만들기 시작했는데 책을 출판하기까지는 어려움이 많았다. 그는 수없이 많은 교정을 요구해왔다.

　그런데 이 책을 타이핑하고 교정을 보는 과정에서 몸이 따스해지면 모든 병을 고칠 수 있겠구나 하는 확신이 생겼다. 사람의 몸을 따스하게 할 방법은 온돌방에 자거나 온열의료기 위에서 자는 방법밖에 없다. 그런데 침대문화가 등장하면서 옛날의 온돌방처럼 뜨끈뜨끈하게 불을 때고 사는 경우가 없어졌다. 그냥 춥지 않게 자는 정도다. 사람의 체온은 36.5도를 유지해야 한다. 그런데 나이가 든 어른들이나 환자들의 체온은 36.5도를 몸 전체에 유지하기 어렵다. 그래서 날마다 따끈따끈한 방에 잘 수 없다면 잘 때만이라도 따뜻하게 잘 수 있는 온열의료기가 필요한 것이다.

　건강에 대해서는 이 책을 읽어봐야만 이해할 수 있을 것이다. 몸이 아픈 사람들에게 온열의료기에서 생활하시라고 감히 추천한다. 그러면 건강은 돌아온다. 진병국 선생의 말처럼 '암도 녹는다.'는 말이 믿어진다. 이 책은 모든 사람들에게 생명수와 같은 책이다.

Contents

1부. 무식이의 이력서

14 서울구경
19 끈기가 하나도 없는 무식이
22 허리가 아파 꼼작도 못한 3일
27 망해가는 의료기 사업을 시작하다
33 건물 주인에게 의료기를 팔다
38 여자들은 날씬한 것이 제일 큰 소망
42 병원에 실려 간 회장님
47 힘 하나 없는 무식이는 완전 똥고집
52 『잡을 병』 책을 쓰다
57 경찰서에 잡혀가다
61 감옥에 가다
65 막내 동생의 죽음
68 4대 일간지에 광고를 내다
72 상품권 추첨
76 지하철 광고 이후
80 최영진 씨와의 인연

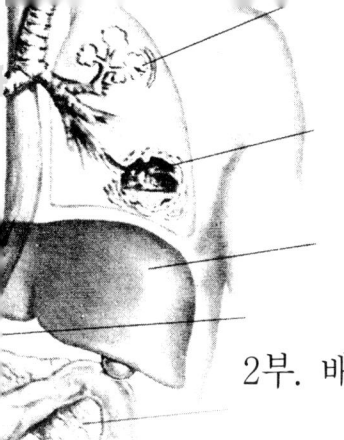

2부. 배 덮개만 하나 덮어도

88 하루 빨리 병동에 의료기를 꽂아야
91 하나님 고맙습니다
101 기초의학 기초의술의 공로
104 병에 관하여 한 번 더 생각해보면
119 배 덮개 하나만 덮어도
127 어느 교수님의 말씀
130 의료사고 없는 의료기 만세!
133 만병의 원인은 저 체온
135 신통방통한 의료기
142 온돌문화에서 온 의료기
144 천하의 명의
149 병 없는 세상에서 똑같이 잘 살 수 있어
152 완전 자연요법

차 례

3부. 아름다운 제수씨

160 봉이 김선달 같은 세상
166 사과가 있어도 못 먹는 등신 바보
175 아이들 훈육에 대하여
179 아름다운 제수씨

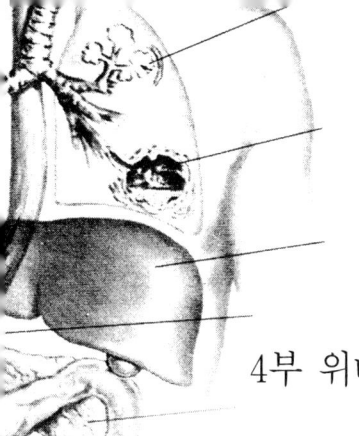

4부 위대한 한국 남자들

186 짐승도 못하는 짓을 사람이 하면 되나
189 모든 것은 때가 있다
194 할 일 없어 걱정
197 대풍(人豊)은 똥값
199 이 세상에 없어져야 할 세 가지
206 담배 이야기
209 북쪽에서 김일성이 왜 영웅이 됐는지요
212 일본 사람들은 전쟁미치광이
220 좋은 것은 내 탓, 나쁜 것은 조상 탓
225 미국의 큰 오산
228 하나님은 참 다정해
235 희한한 지명대로 희한한 이름대로
239 위대한 한국 남자들
243 중국말쯤이야 중국어쯤이야
248 사자는 필승이다
256 마두쇼의 진실
261 시골가면 참았던 시가 줄줄 나오고
267 위대한 구세주 세 분
273 박사는 연구소 무식이는 생각소

1부
무식이의 이력서

서울구경

　제가 아주 어릴 때의 일입니다. 돼지고기를 잘 못 먹었는지 6개월 동안 몸이 퉁퉁 부어 있었습니다. 그로 인해 겁나는 침을 몇 번 맞을 때만 생각 나지 학교 들어갈 때까지는 생각이 전혀 안 납니다. 엄마가 그러시는데 "너는 씩씩하게 잘 뛰어 놀았다."고 하시데요. 학교에 들어갈 때까지는 추운 줄도 모르고 옷도 훌렁 벗어버리고 잘 뛰어 놀더래요.
　그러다 창피를 아는지 학교에 들어갈 때부터는 옷을 잘 챙겨 입더래요. 1,2,3,4 학년까지는 "너 나한테 이기나?" 물어서 "이긴다." 하며 아무것도 모르고 웃고 떠들고 장난치고 그랬답니다.
　저는 학교에 가다가 학교는 들어가지도 않고 친구하고 다시 되돌아가서 "냇가에서 고기나 잡자."며 매일 땡땡이나 치고 공부는 하나도 안 하고 친구하고 놀기만 하였습니다. 어쩌다 학교 가면 그날은 재수 없이 시험 치는 날이었지요. 다음날 학교에 가는 날은 선생님한테 맞는 날이었습니다. 30점도 못 받았으니까 선생님은 때리셨지요? 왜 말로해도 되는데 그렇게 손바닥을 아프게 때리는지 원망스러웠습니다. 공부 안하는 게 죄인 가요. 기성회비는 선착순으로 가져다 줬는데 이렇게 재미없는 날이 연속이었습니다.

무슨 뚱딴지같은 말을 했는지 지금도 기억이 생생합니다.

10살도 안 된 제가 앞집 4살 많은 형한테 말을 걸었습니다.

"이렇고 이런 일이 있었는데 들어 볼래?"

"이야기 해봐라."

제가 형에게 '이렇고 이런 일이 있었다.'고 이야기하니까 그 형은 심각하게 고개를 푹 숙이고 듣고 있더라고요. 저는 더 신이 나서 있는 말 없는 말 다 동원해서 거짓말을 신나게 했습니다.

순간 나는 "내가 왜 이런 말을 했지? 설마 말도 안 되는 소리를 형은 소문내지 않겠지?"하고 생각하고 있는데 형들은 말은 안 했지만 눈치가 백단이라 뚱딴지같은 말을 알고 있더라고요.

제 짝은 옆집에 사는 두 살 많은 누나였는데 한 번도 놀러 가지도 않았습니다. 그때 자세히 얼굴을 보니 얼굴도 별로였어요, 그렇지만 짝이 서운할까봐 "제가 참 좋아 했는갑소. 용서하시오." 커서 생각하니 그것은 분명 하나님이 시켜서 했다는 생각이 듭니다. 열 살도 안 되면 죄도 없으니 하나님이 가지고 놀았다 생각합니다. 참 어처구니가 없지요. 구룹을 지어 떼가 놀았다고 했으니.

하나님 말씀을 잘못 이해한 모범생 형은 그래도 시골에서 대학까지 나왔는데요. 취직이 아깝고 하나님 말씀 잘 듣고 공부 잘한 짝은 주는 상도 잘 받고 시집도 잘 간 것 같습니다.

나는 그날 이후부터 사람이 된 것 같습니다. "다시는 거짓말 안 해야지, 다시는 창피한 짓 안 해야지."하고 생각했습니다. 뻔뻔하게도 할 수 없이 고향에 잘 돌아 다녔습니다. 그렇지만 그날 이후부터는 고향이 싫어졌습니다. 그래서 "세월이 언제 가나. 언제 커서 객지에 나가나. 세월아 빨리 가서 나 좀 데려가 다오!"라 생각하면서 지옥 같은 세월을 보냈습니다.

엄마가 중학교에 가라 하시기에 "무슨 중학교를 가? 공부도 못하는데?"라며 나는 중학교에 안 가려고 했습니다. 그런데 구세주가 나타났습니다. 서울에서 작은 아버지가 지물포를 하신다며 저를 '서울로 오라'는 반가운 소식을 들었습니다. 촌놈인 저는 대구가 서울인 줄 알았습니다. 차도 많고 사람도 많고 해서요. 그런데 또 고속버스를 타고 계속 가기에 '서울이 아직 멀었나 보다.'라고 생각했습니다. 큰 다리가 보이길래 '여기가 서울인가"라고 생각했습니다. 진짜로 차도 많고 사람도 많았습니다. '이 사람들이 무엇을 먹고 살지?'하는 생각이 제일 먼저 났습니다.

논도 없고 밭도 없는데 작아서 다른 생각을 못 했던 모양입니다. 작은 아버지는 화곡본동에 터전을 잡으셨더라고요. 앞에는 좋은 집 몇 채가 있고 그 주위에는 집을 지르려고 빈터만 수두룩하더라고요. 시장하고는 조금 떨어져 있었어요. 작은 아버지도 무일푼으로 상경하신 줄 아는데 열심히 살고 있었어요. 남의 도움을 조금 받아서 일만 하는 것보다 내 물건을 팔고 하는 게 낫지 않나 생각하신 모양이에요.

저는 그런 서울 생활이 그냥 좋았던 거예요. '아이쿠, 살았다.' 싶었습니다. 아예 공부도 학교도 신경 쓸 필요 없고 조그마한 가게의 문만 열어 놓으면 되고 일은 하나도 안 해도 되고 간혹 조그만 심부름이나 하나 하면 되었으니 '참 좋다.'고 생각했습니다. 저 할의 일은 거의 없었습니다.

1년 정도 있다가 시장 쪽으로 가게를 옮겼어요. 사람도 많이 보고 TV도 보고 참 좋았어요. 참 우습지요. 저는 가게 앞을 지나는 학생들을 보면서 그들이 얼마나 불쌍한지를 생각했어요. 나는 큰 문만 열고 따뜻한 가게 방에서 앉아 있으면 되는데 추운데 책가방을 들고 학교 가는 것을 보니 참 불쌍하더라고요. 그때를 생각하니 '보이지 않는 생각 하나가 이렇게 저렇게 즐겁게 하는구나. 어릴 때는 제 생각만을 하는구나.'라는 생각이 불현 듯 떠오릅니다. 남들은, 다른 학생들은 꼬맹이인 나를 어떻게 생각했겠어요. 어린 나이에 가게의 큰문을 열고 학교도 못 가고 공부도 못하고 완전 고아처럼 불쌍하게 생각했겠지요.

어떤 사람은 지금도 지옥을 천당이라고 하고, 어떤 사람은 천당을 지옥이라고 생각하나 봅니다. 이렇게 마음을 좌우하는 줄 몰랐습니다. 우리가 살아가는 데는 참 오해가 많지요. 본인의 오해나 타인의 오해 등 오해의 연속인 것 같습니다.

하루는 저의 생일날이었습니다. 숙모님이 완전 진수성찬을 차려주셨습니다. 소고기, 돼지고기가 듬뿍 든 한 상을 가득 차려 주시더라고요. 저는 고기는 하나도 안 먹고 국하고 김치만 먹으니까 "고기도 먹어라. 맛있다."라고 말하시더라구요.

그래서 "저는 고기를 안 먹습니다. 어릴 때 돼지고기 먹고 죽을 뻔해서 그런지 고기는 쳐다보기도 냄새만 나도 싫습니다."라고 했습니다. 그 뒤로 숙모님은 고기반찬은 안 먹는 것을 아니까 안 해주셨어요.

그런데 잠시 옆방에 사시던 아주머니가 저한테 고자질을 하는 거예요.
"총각의 숙모, 그렇게 안 봤는데 참 나쁘더라."
"왜요. 고기반찬은 자기들만 먹고 총각 반찬은 맨날 김치 된장만 준다."
"아니에요. 저는 고기반찬 안 먹어요."

이런 상황을 지켜본 사람들은 오해하시겠지요. 숙모님도 인자하시고 속이 깊은 분인데 말입니다.

고 박정희 대통령도 오해를 하셨더라고요. 어떤 책을 보니까 미국 측에서 '박정희 장군을 해직시켜라'하는 연락을 받고 참모총장님은 부당한 처사다 하시고 버텼대요. 그러니까 미국 측에서도 할 수 없이 '좌천이라도 시켜라 했대요.' 좌천당했다고 생각한 장군 박정희 씨는 괘씸한 마음이 들 겠지요. 이참에 나라를 뒤엎어 버리자 생각하신 모양이에요. 대통령이 되신 후 내용을 알아보시고 미국 측에서 요청했다는 것을 아시고 참모 총장님을 청와대로 불러서 '내가 오해를 했소'라고 사과를 했답니다.

끈기가 하나도 없는 무식이

저는 결혼 전부터 '가게를 이리 옮겼다. 저리 옮겼다.' 했습니다. 장사는 그냥 저냥 되는데도 참 끈기가 하나도 없었던 모양이에요.

그래서 아내와 함께 의논해서 "남의 손을 안 빌리는 완제품 장사를 하자."고 했습니다. 예를 들어서 "화장품가게나 옷가게 등 부인하고만 할 수 있는 장사를 하자."고 했습니다.

그런데 또 가게를 접었어요. 전세방 얻고 남는 돈으로 무엇도 모르고 증권투자를 해서 남아있던 돈도 다 실패를 보았어요. 돈 조금 더 벌어서 완제품 장사를 한다는 것이 증권투자를 해서 여유 돈이 없어지고, 그런 것이 일당 일만 8년의 세월이 가더라고요.

평소에 걱정이 없는 저는 아이들도 크고, 아이들 앞날이 걱정이 되더라고요. 저는 항시 조그마한 돈을 버는 데는 자신이 있었는데 말이에요. 그런데 품팔이를 해가지고는 겨우 입에 풀칠도 하기 힘들었어요.

그래서 '다시 가게를 하자'고 생각했어요. '신경이 좀 쓰여도 할 수 없다. 돈을 좀 벌자.'고 생각했어요. 1997년 IMF가 왔어요. 하나님이 하시는 일이라 나라나 사람들은 많은 아픔이 있었지만 저한테는 IMF가 참 덕을 많이 준 것 같아요. 권리금도 없고 가게세도 거의 절반이었으니까요.

그런데 아내도 옆에서도 'IMF가 터졌는데 또 장사를 하려 한다.'고 극구 말리는 거예요. 거의 억지로 아내에게 장담을 하고 1998년 분당동에서 인테리어 가게를 시작했어요. 1998년 벌었던 돈은 또 증권투자로 홀랑 말아먹고 1999년 1천만 원을 빌려준 돈은 아직도 한 푼도 못 받았어요.

그래도 2005년까지 큰 돈 벌었다고 소문도 났습니다. 또 옆집 전기철물 사장님 말씀이 재료를 팔기만 해서는 인건비도 안 나온다며 '우리 가게 인수 좀 부탁한다.'고 합니다.

그래서 달라고 하지도 않는 권리금을 조금 붙여 전기철물점을 인수했습니다. 그랬더니 아무걱정 없이 아내가 소품, 전기철물, 페인트, 커튼, 온갖 잡류를 참 팔며 장사를 잘 했어요. 한 마디로 아내가 장사를 잘 해서 고마웠지요. 너무 고마워서 처갓집 말뚝보고 절을 했어요.

그 사이 이종사촌 동생이 2002년도에 의료기 공장을 해서 큰돈을 벌어가지고 시골 우리 집에 3천만 원의 거금을 부쳐왔더래요. 달라고 하지도 않았는데 '그냥 이모 이모부 잘 쓰시라.'고 하더래요. 얼마나 고마운 일이에요. 돈이 문제입니까? 아버지, 어머니의 기를 세워주었는데요. 시골에서는 큰 자랑거리가 되었지요.

저는 사촌동생이 하는 의료기를 당장 사야 하지만 '집이 좁으니까 필요한 것이 아니라 오히려 짐만 되는 것이다. 사람을 속이는 물건이다.'라고 생각했으니까요. 그래도 의료기 사업을 해서 돈 벌어서 친척이라고 시골 우리 집에 돈을 그렇게 많이 부쳐주었으니 그 고마운 마음은 이루 헤아릴 수 없었지요.

"자식이 해야 할 일을 의료기가 했으니 진짜든 가짜든 무조건 의료기

사야 된다."고 생각하고 2004년 큰 집으로 이사를 가자마자 온열의료기부터 샀어요.

허리가 아파 꼼짝도 못한 3일

그렇지만 온열의료기를 사다만 놓았지 3개월 동안 사용을 안 했어요.

그런데 제가 허리가 많이 아팠어요. 어디어디 허리 전문병원이나 한의원이나 지압을 잘 한다는 곳을 찾아다녔지요. 또 민간요법으로 지네, 고양이를 먹고 집에서는 뜸을 뜨기도 했어요. 지금도 뜸 자국이 무식하게 큰 도장만한 3개가 있어요.

그렇게 아픈데도 의료기를 사용할 생각은 안 했어요.

일어나면 자동적으로 '아야, 아야.' 앉으면 '아야, 아야.' 소리를 하니까 아내가 "허리가 낫는다는 의료기도 사놓았는데 '아야, 아야'소리 하지 말고 시험 삼아 의료기 써봐라."하는 거예요.

"아이, 이 사람아. 저 의료기가 허리 아픈 것이 나을 것 같으면 약국 병원 다 굶어죽겠네. 말도 안 되는 소리 하고 있어."라며 오히려 큰 소리를 쳤어요.

저는 "저런 게 우리나라에서 빨리 사라져야 돼. 완전 암 같은 존재야."고 했고, 아내는 "무슨 소리하고 있어. 당신은 귀가 얇아서 사온 거잖아요."라고 하거나 "무슨 귀가 그리 얇으냐?"고 하고 저는 허리를 붙들고 '아이구. 참참.'하며 웃었어요.

솔직히 말해서 저는 의료기를 쓰기 전에는 친구들하고 무슨 기계에서 병을 고치냐고 의료기 흉도 보았습니다.

그런데 하루는 저녁 먹고 술김에 아무 생각 없이 의료기에 한번 누워 봤어요. 잠이 들었나 봐요. 한 타임 끝나고 잠이 깼어요. 그런데 이상하게 속이 편해요. 저는 소화기능이 약했는지 매일 소화제를 먹었거든요. 한참을 TV를 보고 있는데 "이상하다. 오늘은 소화제를 안 먹었는데……." 속이 더부룩한 것이 없고 속이 편해요. "왜 기계를 사용했는데 속이 편할까?"하며 참 희한한 생각이 들었어요.

그 이튿날 친한 동생에게 "등을 왔다 갔다 하는 기계가 있는데 그것을 사용했더니 소화가 잘 되더라"고 이야기 했더니 "형님! 우리 할아버지가 옛날에 한약방 하셨는데요. 소화기능은 등에 다 붙어있대요."하면서 "체했다 하면 옛날에는 등을 두들겨 줬잖아요. 옛날에 뭔 약이 있었어요."라고 하더라고요.

그 뒤부터는 매일 온열의료기를 사용 했어요. 몸 컨디션이 좋아 지는 것이 한두 가지가 아니에요. 무거웠던 몸이 진짜로 가벼워져요. 한 3개월쯤 사용했는데 이상하게 허리는 슬슬 더 아파요. 이상하다? 허리는 자고 나면 조금 아프고 피곤하면 조금 아프고, 일이든 힘든 자세든 심하게 하면 심하게 아프던데 지금은 하루 종일 슬슬 아파요.

그래서 한의원에 갔습니다.

"한 13년 전에 허리를 다쳤는데 그것이 도져서 그런지 요즘 허리가 더 아파요."

"치료해드릴게요."

그래서 치료를 받았습니다. 그런데 이튿날은 또 허리가 더 아파요. 그래서 한의원가서 "허리가 어제보다 더 많이 아파요."라고 했더니 의사선생님 말씀이 "10년 전부터 아팠던 허리가 하루 만에 낫나요."라고 하는 거예요. 그날은 부황을 뜨고 침도 맞고 물리치료까지 받고 왔습니다.

그 이튿날은 낮에도 일하면서 허리가 아파서 일을 중단하다 일을 하다 할 정도로 심하게 아팠어요. 그래서 아내한테 "오늘은 허리가 아파 죽을 뻔했다."고 하니까 그때서야 아내가 "자기, 허리가 나을 때는 아파 죽는다, 고통이 아주 심하다. 의료기 파신 외삼촌이 그러시던데?"라고 해요.

그래서 저는 "왜 그런 말을 이제서해!"라고 화를 버럭 내고 당장 전화를 했습니다.

그랬더니 외삼촌께서 하시는 말씀이 "어허, 아직 병국이 살아 있네!"하면서 웃더라고요. "아니, 허리 나으라고 의료기를 쓰는데 허리가 더 아파요." 했더니 "허리가, 온몸이 아파 죽을 정도로 아파야 낫는다, 완전 숨도 못 쉴 정도로 아파야 낫는다, 그리고 더 많이 쓰면 빨리 낫는다."고 하더라구요. 그게 진짜요 참 우습습니다. 그길로 저는 병원에 안 가고 집에 당장 가서 연속으로 사용했어요. 자고 나니까 평소 내 몸하고 좀 이상해요. 아침부터 좀 어질어질하고 좌우지간 이상해요.

그래서 작업 현장에서 조그만 일만 살살하고 있는데, 아니나 다를까 그냥 몸이 푹 쓰러져요. 아픔이 오기 시작하는데 정신을 못 차리겠더라고요.

정신을 차리고 일어나 보니 오늘 일은 도저히 못 하겠더라고요. 기다시피 그 집을 살살 나와서 차 안에 앉으니까 운전은 할 수 있더라고요. 가게 오니까 또 쓰러졌어요.

앞집 부동산 소파에서 한 10분 누워있으니까 조금 괜찮아서 집에 가서는 완전 쪽 뻗어버렸어요. 너무 아파서 3일 동안 개처럼 엎드려서 밥을 먹었어요. 10분에서 15분정도 진통이 오기 시작하는데 진짜 숨도 못 쉴 정도로 아프더라고요. 머리만 빼고 온몸이 갈기갈기 찢어지는 것 같은 고통이었어요. 세로로 아팠다. 어떤 때는 가로로 아팠다. 정신을 못 차리겠더라고요.

그래서 지금은 웃으면서 '나는 3일 동안 아기를 낳아 봤다'고 말한답니다. 틀림없이 산고도 그런 고통일 거예요. 산모는 누구한테 맞지 않았지요. 누가 때리지 않았지요.

아기는 핏덩이니까, 할 일을 다한 죽은피가 몸 밖으로 나가야 되니까 그렇게 아픈가봅니다. 죽은피는 뭐가 있어도 있는 것 같습니다. 피는 동글동글하다고 그랬습니다. 신경을 스치고 나갈 때마다 나 죽는다 하는 것 같습니다.

의사님이 가르쳐 주어서 다 아시지요. "신경에 0.2그램만 지나가도 눌려도 큰 고통을 받는다."는 말이 우스운 소리 같지만 의료기는 아파야 낫는답니다.

아기는 아파야 낳습니다. 아기는 할 수 없이 낳아 놓고 큰 소리치고 있어요. 그래서 선조님들은 "뜨끈뜨끈한 방에서 산후조리를 해라. 미끄러운 미역국 먹어라."고 했던 겁니다. 둘 다 지혜는 최고인 것 같습니다.

3일이 지나고부터는 조금 괜찮아요. 조금 덜해요. 그래도 일어나면 어질어질해요. "내일은 괜찮겠지."하며 또 아파도 "의료기를 많이 쓰면 빨리 몸이 낫는다."고 했던 생각을 떠올리며 저는 기어 올라가다 시피 올라가서 의료기를 사용했습니다.

아내는 걱정돼서 "병원에 가보자."고 했습니다.

또 시골 계시는 어머님은 전화를 하셔서 "내가 용한 한약 방에서 한약 지어 보냈다. 절대 의료기 사용했다는 소리 하지마라. 의료기 우리 꺼다. 다른 사람이 알면 의료기 안 팔린다."고 하셨습니다. 참 우습지요.

그때부터 저는 병원이고 한약이고 쳐다보지도 않았습니다. 저는 중요한 것은 할 수 있으면 내 몸이 힘들어도 참고 확인하는 버릇이 있습니다.

사람도 아닌 기계에서 하는 말이 딱딱 맞는데 "참아봐야지, 기다려 봐야지, 알아봐야지, 그것도 못 참고하는 인간이 인간이야."하고 걱정하는 아내를 이해는 합니다. 3일 동안 남편이 꼼짝도 못하고 누워만 있으니까 아이들도 참 걱정이 많이 되겠지요.

10일 만에 아픔을 툭툭 털고 멀쩡하게 다시 가게 나왔습니다.

망해가는 의료기 사업을 시작하다

그때부터 의료기에 대한 오해를 풀었습니다.

"이모부님이 의료기 쓰지도 않고 이모가 의료기 쓰면 쓸 때 없는 것 쓴다고 전기코드까지 뽑으셨구나. 그렇게 자상하고 이야기 잘하시는 분이 웃음 잘 주시던 분이 오해를 하셨구나. 돈 벌기가 얼마나 힘든데 자식이 그렇게 큰돈을 벌었는데 아버지로서 시험도 안 해 보시고 오랜 병석에 누워만 계셨구나. 내가 모르는 설마하고, 혹시 하고, 속임수다 하고, 확인도 안해보시고 섞어서, 엮어서 같이 돌아가셨구나." 생각했습니다.

그때부터 지금까지 낮에도 밤에도 "의료기가 그렇게 좋은데 왜 그럴까?"라는 생각밖에 다른 것을 생각할 수가 없어요.

그런데 의료기 장사를 하시던 분이 전화가 왔어요. "의료기 장사 3,4년 만에 돈 많이 벌었다."는 소문을 듣고 있는데 자기는 "5,6년 만에 돈 다 까먹었다."고 하는 거예요. 그래서 저는 "무슨 말이에요. 다 낫던데, 온 몸이 다 좋아지던데, 거짓말 같은 청춘이 다시 오던데."했습니다.

요즘 전국에 있는 의료기 가게들이 거의 다 망했습니다. 그래도 돈이 조금 남은 사람들은 중국에 가서 장사를 한다고 그래요.

참 우습지요. "무슨 이런 세상이 다 있나." 싶습니다. 저뿐 아니라 다른 사람도 "의료기를 사용하고 나서 기적같이 병이 없어 졌다."는 소리를 들었는데요. 저는 이종사촌 동생이 "삼성전자보다 돈 더 많이 벌겠다. 아예 세계에서 제일 부자가 되겠다."고 생각했거든요.

생각을 해보세요. 황우석 박사님이 줄기세포 하나만 가지고도 삼성전자 3개보다 더 많은 부가가치의 효과가 있다 하였는데 줄기세포는 장애인 치료를 하고 의료기는 정상인, 장애인 할 것 없이 싸그리 자연 치료가 되는데 무슨 말이 필요합니까.

"아니다. 이럴 때가 아니다. 나도 가서 의료기 좋다고 체험담을 얘기해야 된다."고 생각었습니다. 그래서 114에 수소문해서 분당에서 제일 가까운 서초동에 세라젬의료기 가게를 찾아갔어요. 역시나 다를까 바글바글 하던 손님이 5,6명 정도 있어요. 그래서 "어떻게 이렇게 손님이 없어요?" 라고 물었더니 "글쎄요. 온갖 것이 모두 완치가 되는데도 이렇게 손님이 없어요."라고 하더라구요. 그래서 저는 "그런 소문을 듣고 혹시 도움이 될까 해서 왔습니다. 저도 의료기를 쓰고 온 몸이 말짱해졌습니다."라고 인사를 했습니다.

"너무 손님이 적어서 오늘은 그만 가겠습니다. 다음에 올 때는 손님 많이 불러 모으세요. 그대 체험담을 하겠습니다. 시간을 내서라도 오겠습니다."

그 의료기 가게 주인도 그렇게 하기로 하고 저는 그냥 왔습니다. 며칠 있으니까 전화가 왔어요. 손님들이 언제 몇 시에 온다고 그때 꼭 좀 오시라고 하시더군요. 손님이 열댓 명이 오셨더라고요. 그것도 추첨한다고 하니까 오셨대요.

저는 분당에 사는 누구누구입니다. 인사하고 손님들에게 의료기 쓰고 좋아진 점을 쭉 설명 하였습니다. 한군데가 아니라 온몸 전체가 좋아졌다 완전 건강이 다시 돌아왔다고 하니 손님들은 조금 놀라는 기색이더라고요. 체험담이 끝나고 주인이 나도 중국 들어가야 하니 이 가게 인수하래요. 아이 저는 분당에서 인테리어 가게도 바빠요. 했더니 거기는 부인이 하고 사장님은 의료기 가게에 왔다 갔다 하면 된데요. 여기는 하루 종일 붙어있을 필요도 없고 또 중요한 일이 있으면 가서 일 보시면 된대요. 남편이 먼저 중국에 갔는데 한 달만 있으면 오픈을 한다고 중국에 빨리 들어오라고 하니 빨리 가야 된대요.

"이 시설, 이 기계를 다 어떡합니까. 좀 부탁합니다."라고 그러네요. 돈도 의료기 값만 주시고 가게 세는 4개월 치 선불로 미리 계산했는데 천만 원만 있으면 장사를 할 수 있대요. 그래서 "예, 알겠습니다."했습니다. 한 쪽 마음에는 의료기 가게하고 싶었는데 "확실히 내가 알아 봐야 된다. 기회다."라는 생각이 들어요.

인체는 너무 중요하다. 기계한테 더 배워야 한다. 집사람하고 의논했더니 절대 반대하며 펄쩍 뛰는 거예요. "아니 망해가는 의료기 가게 인수해서 어쩌려고 그래요?" "완전 망하려고 작정을 했나 완전 정신이 돌았나. 무슨 의료기 장사를 해." 그러는 거예요. 그래서 저는 "아니다 이 세상에서 제일 어려운 병이 약도 먹지 않고 병원도 안 가고 그냥 잠만 자는데도 멀쩡한데 온갖 곳이 더 좋아지는데 확실히 알아봐야 된다. 공부해봐야 안다. 기회다."라고 큰 소리를 쳤습니다. "4개월 만에 이 세상을 확 뒤엎어 버릴 거다." 조그만 감기를 노벨의학상도 못 한 것인데 큰소리 칠 부인 자식 다 있는데 큰 소리 쳤습니다.

2006년 6월달에 천만 원만 내고 계약을 했습니다. 한 마디로 천재라는 서울의대생이 그렇게 공부하고 학비가 들어도 몇 십 년 의사가 병 저절로 낫게 합니까. 기계한테 배우면 다 알 것이고 이 세상이 깜짝 놀랄 일이니 알아봐야지요. 누워만 있으면 알 수 있는, 임상실험한 사람이 아닌 일반 사람 중에 여러 사람을 알아 봐야 되겠어요.

의료선진국이라는 미국에서는 대체의학을 권장한다는데 나노공학 박사 드렉슬레에게 미국정부가 2억 달러 씩이나 지원했다는 신문내용을 보았어요. 그런데 우리나라에서는 대체의학이 아닌, 배울 필요도 없는 의학기계 아닌 의료기를 과대선전한다고 TV나 신문잡지 등 언론매체들과 인터넷들이 사용해보지도 않고, 지켜보지도 않고 대문짝만하게 보도해 전국을 강타하는 것을 보았습니다.

어떤 의료기가게는 과대선전을 했다고 몇 천만 원의 벌금도 물었다고 하는 소식을 알고 있어요. 이것이 무슨 과대선전입니까? 이것이 무슨 과대포장입니까? 알맹이와 포장을 다 뜯어 놓고 손님이, 환자가 써보시고 사가는 데도 과대선전, 과대포장이라 하시나요?

TV에서 보셨지요. 침과 뜸으로 유명하신 천하에 명의가 백세가 다 되어 가는데, 그 분에게 특별대우는 못해주고 의학법으로 손을 묶다니요. 그런 후레 무식한 인간들 하고 상대를 해야 되는데 이 제가 섣부른 행동을 하겠습니까.

"인체는 중요하다. 그러나 증인 하나도 잘 대야 한다. 환자가 무조건 멀쩡해도 안 된다하는데 설명까지 해야 된다. 증인도 있어야 된다." 그런 생각입니다.

참, 처음부터 아예 단단히 마음먹고 장사를 시작했습니다. 아예 24시간 문을 열어 놓고 혼자 숙식하며 장사를 했습니다. 차근차근 쉬운 것부터 풀어 나가자고 생각했습니다. 그래서 저는 '의료기가 이렇게 좋은데 의료기한테 배우러 왔다.'는 생각으로 장사했습니다.

그리고 손님들에게도 "내 것처럼 될 수 있는데도 많이 쓰세요. 그냥 푹 자세요. 의료기 팔 생각 안 합니다. 미안해할 필요 없습니다. 저는 의료기 배우러 왔지 팔려고 온 것은 아닙니다. 무조건 많이 쓰세요."라고 말했습니다.

옛날에는 체하면 등을 두들겨 주었지요. 아기들도 우유를 먹이고 등을 쓸어 주지요. 그러면 아기들은 트림을 하지요. 소화 기능은 다 등에 붙어 있는 모양이에요. 옛날에 젊은이들이 일을 잘 하면, 큰 힘을 쓰면 '쟤들은 피가 펄펄 끓을 나이야.'라고 하지요. '금방 밥 먹고 또 배고프다'고 하면 '저 애들은 자갈도 녹일 나이야.' 하지요. 그것이 모두 소화가 잘 되기 때문입니다. 피가 끓기 때문입니다.

처음엔 이런 식으로 이야기만 하고 TV보셨지요. 혈액 순환만 잘 되면 있던 병도 나간다 하지요. 물도 끓이면 잘 돌지요. 피도 물인데 우리 몸을 따뜻하게 하면 혈액순환 잘 되겠지요. 이것은 원적외선이 나온대요. 원적외선이란 제일 작은 제일가는 제일 긴 전기가 우리 몸속에 들어간데요. 속 체온이 올라가서 그런지 속이 편하지요. 할아버지 할머니들은 여름에도 뜨끈뜨끈한 것 잡수고 '아이 시원해라.'하지요. 속은 다 아는가 봐요. 다 아시죠. 전자레인지는 속에서부터 익는다는 것을요.

그것처럼 우리 몸속에 열이 들어가서 지방 찌꺼기나 뿌리 없는 것은 다 녹아서 대변 소변으로 빠지는 모양이에요. 제가 이런 식으로 손님들에게 이야기하니까 '맞다, 맞다.'하시면서 매일 같이 손님이 늘어나는 거예요.

하루는 중년 쯤 되는 사모님 두 분이 오셨어요. 한 분은 의료기를 잘 아시는 분이었어요. 그 친구가 친구에게 "너도 아프다 소리 하지 말고 의료기 계속 써봐라. 나는 집에도 한 대, 별장에도 한 대 있어. 완전 피로를 푸는 데는 최고야."하시더라고요.

"예, 맞습니다. 진짜 의료기가 좋아요."하고는 저와 전 주인은 "의료기가 누구나 소화가 잘 돼요. 그리고 부인! 물혹도 1년 안에 재발하는 것 같아요?"하니까 처음 오신 그 분이 의료기에서 벌떡 일어나서 "뭐요. 듣자 듣자하니 못하는 소리가 없네요."하시는 거예요. "왜요?"하고 묻던지 아니면 설명을 해보라고 하시던지 하지 않고 아예 벌떡 일어나서 성질부터 난 대요.

아니 설명 들으면 바로 확인이 되는데요. 말을 해도 듣지도 않고 그녀는 막무가내 식으로 "무슨 온열만 된다는 것뿐이지, 기분만 좋을 뿐이지, 무슨 기계가 소화가 잘 되요. 물혹이 재발되는 것 알아요. 아이 성질난다. 정말 기분 나쁘다."하고는 휙 가버리더라고요. 지금 생각하면 '이 기계가 암도 녹인다.'고 하면 아마 기절해서, 놀래자빠져서 땅속으로 휙 가버릴 꺼 같아요.

"소화는 설명할 필요도 없고, 부부는 모두 부부관계를 하니까 말을 꺼낸 김에 말씀드리겠습니다." 부인이 말씀하시길 "진찰 결과 자궁에 물혹이 있다고 분당 차병원에서 수술했습니다. 수술하고 사랑하니까 신혼 때처럼 깔끔해요. 일 년도 체 안 돼서 사랑하니까 다시 이상이 있다는 것을 느꼈고 찐득찐득하다는 것을 느꼈습니다. 또 성기가 물로만 씻으면 염증이 생겨요 비누가 소독도 하는 모양이에요. 비누로 씻으면 괜찮더라고요."라고 하셨잖아요. 무식한 제 사정 좀 봐주세요. 쑥스럽습니다. 죄송합니다.

건물 주인에게 의료기를 팔다

세달 후, 건물 주인이 오셨더라고요. 그분이 하시는 말씀이 "나이도 아직 젊은데 뭐 이런 것을 해!"라고 하시더라고요.

그래서 저는 "이 의료기가 얼마나 좋은 건데요. 차근차근 설명 해볼까요."라고 말씀드렸지요.

그랬더니 "그래 어디가 좋은지 말해보시오."라고 하시더라구요.

"저는 의료기 1년 쓰고 온 몸이 다 괜찮아졌습니다."

쭉 설명을 하고는 "내일 오시는 분한테 물어 보세요. 발기도 다시 됐어요."라고 말했어요.

그랬더니 주인은 "그러면 더 이상 얘기 들을 것도 없고, 계약서 가져 오시오."라면서 그 자리에서 계약 했어요. "우리 집이 여기 여기니까 빨리 갖다 주시오."라고 하시더라구요.

그때가 추석 바로 전이라 의료기가게 전 주인이 중국에서 추석을 쇠러 한국에 왔었어요. "건물 주인에게 한 대 팔았다."고 하니까 "나는 입이 닳도록 의료기가 제일 좋다고 해도 안 샀는데 어떻게 팔았어요."라고 묻더라구요. "건물 주인도 처음에는 그냥 거짓말인줄 알았는데 제가 설명을 잘했지요. 처음부터 이해가 되도록 설명을 해야지요. 돈 있는 사람들은요. 이해가 되면 바로 사요. 소화만 잘 되는 것을 설명 잘 해 보세요. 그냥 사요. 처음부터 중풍이 낫네. 큰 병 작은 병 다 낫네. 해보세요. 누가 믿어요. 완전 도둑놈이라고 생각하지요."라고 제가 신이 나서 전 주인에게 말했네요.

참 많은 생각을 하게 합니다. 돈이 있는 사람은 확신이 서면 바로 결정하는데요 그렇지요. 그 후로 건물 주인은 저만 보면 싱글벙글하며 거기 오시는 손님하고도 자주 왕래했어요.

한 대를 더 주문했는데 물건을 안 줘서 못 팔았어요.

다음에는 불쌍하신 사모님 이야기 좀 해볼게요.

"저 의료기가 좋다는 소문 듣고 왔는데요."

"예 참 좋습니다. 잘 오셨어요."라고 대답은 했지만 별로 신경을 안 썼어요. 오시는 손님마다 저는 그저 의료기를 많이 쓰라고만 했지 저 할 일 생각만 했지 그냥 손님에게 편안하게 조용하게 지냈어요. '간혹 손님이 모이면 이 기계는 소화가 잘 된다. 옛날에 체 했다 하면 할아버지가 등 두들겨 줬다. 아기 우유 먹이고 나면 등 쓸어주면 트림을 하지요. 조금만 한 것부터 저가 좋아진 점 피부도 깨끗해진다. 아이들은 백% 피부가 깨끗하지요. 그것은 아이들은 혈액 순환이 잘 되기 때문이다.' 그렇게 설명했어요.

저는 손님을 유심히 살피는 것이 일이니까 오시는 손님마다 유심히 보지 전화번호는 묻지도 않았습니다. 그리고 저는 며칠 만에 "몸이 어떠세요."하고 물었습니다. 그랬더니 손님은 "몸이 많이 가벼워졌다."고 하시더군요. 아예, "이렇게 좋은 줄은 생각도 못했다."데요. 완전 고도비만 사모님이라 덕을 더 많이 보신 것 같아요. 제 말을 유심히 들었데요. 그 사모님의 말씀에 "저 양반 관상을 보니까 거짓말 할 사람은 아닌데……." 하는 생각이 들더래요. 그래서 집에 가서 제가 하는 말 다 얘기한대요. "아이구 고맙습니다. 사모님! 진짜예요, 의료기에서 일어났던 기적 같은 일들은 다 얘기 하자면 말로다 다 못해요. 사모님은 완전 기절하실 거예요. 이곳이 완전 기적이 일어나는 곳이에요. 계속 오세요." 했어요.

그랬더니 그 사모님은 "아이구 이제 사장이 밀어내도 나는 와야 돼요. 꼭 와야 돼요." 하시면서 "내일은 우리 회장님하고 같이 나올개요." 그러시더라구요.

며칠 동안 그 사모님의 전화 내용을 엿들어보니까 제일 작은 돈이 18억, 그 다음은 맨날 몇 백억 몇 백억 하더라구요. '몇 백 억 들어왔나. 몇 백억은 어디로 보내라.' 하는 걸 보니 좌우지간 보통 사모님은 아니었어요. 그렇지만 걱정이 됐어요. 이런 곳은 돈 많은 사람은 특히 더 잘 안 오시는데요. 부인이, 옆에 사람이 아무리 좋다하여도 안 오시는데 이튿날 회장님이라는 분과 사모님과 같이 나오셨어요.

저는 "아이구 나와 주셔서 고맙습니다."라고 인사하고 "이런 곳은 옆에 사람이 아무리 좋다 하여도 안 믿고 안 오시는데 역시 회장님은 다르긴 다른 모양입니다."라고 웃으며 "사모님이 어떻게 말씀하셨기에 오셨어요."라고 물었습니다.

"당신이 말하는 것을 우리 집사람이 그대로 말해 일리가 있다 해서 왔지 해요."

"그대로 진짜입니다. 제일 작은 것부터 작은 것만 말씀드린 거예요. 이 의료기를 오래 쓰시면 본인이 다 아실 것이에요."

회장님은 의료기에 누워서 시작하시고 저는 그 동안 있었던 일들은 쭉 설명했어요. "할아버지 할머니 말씀처럼 이열치열이다 어른들은 뜨거운 것을 먹고 속이 시원하다."라며 우리나라 속담을 곁들여 아주 작은 것부터 쭉 이야기했습니다.

그랬더니 회장님은 "맞지. 그래, 맞지. 그래 그래."라면서 너무너무 이해를 빨리 하시더라고요. 이에 나는 "아예 체하면 발로 등을 밟으라."고 한데요. 의료기가 그런 일을 해주는 것이지요. 그랬더니 의료기가 귀가 있으면 벌떡 일어나서 꾸벅 절을 할 정도로 의료기를 잘 만들었다고 칭찬을 하시더라고요.

회장님이 의료기 칭찬을 많이 하니까 저도 옆에 착 달라붙어서 신이 나서 "혹시 어디가 안 좋으세요. 말씀하세요. 저는 어떻게 하면 더 빨리 낫는 것도 알아요."라고 말씀드렸더니 작"년 겨울에 감기가 걸렸는데 감기는 떨어졌는데 아직도 기침이 심해. 또 소변이 잘 안 나와 밤에 잠도 잘 안와."라고 하셨어요.

"회장님 그런 것은요 의료기 3개월만 쓰시면 다 완치해요." 그리고 특별관리 식으로 폐 자리 오줌 나오는 자리 소품을 올려 주었습니다.

"조금 뜨거워도 참으세요."

생김새도 배우처럼 잘 생기시고 풍채도 좋으시고 점잖으시고 '신체까지도 복을 받았나.' 참 잘 타고 나셨더라고요. "의료기 쓰고 며칠 만에 어제 저녁에 푹 잘 잤네. 소변도 시원하게 봤네."하셨어요.

"그것 보세요. 제가 다 안다니까요. 의사님이 그랬잖아요. 전립선비대증이라고요. 전립선에 살이 쪘다는 말인데 남자는 거시기가 돌출되어 있으니까 거시기까지 따뜻해야 지방이 녹겠지요. 한 마디로요. 의사는 백날 해도 안 돼요. 어떻게 그 가는 전립선을 수술할 수 있겠어요. 녹여야지요. 또 감기 심하면 폐렴, 폐렴 심하면 폐암이 되잖아요. 또 간이 안 좋으면 간염, 간염 심하면 간경화, 간경화가 심하면 간암이 되잖아요. 의사님이 폐, 간이 굳으면 죽는다고 하잖아요. 폐, 간 쪽에 소품까지 올려놓으면 굳은 폐, 굳은 간도 따뜻하면 다시 물렁물렁해지겠지요."라고 말씀드렸더니 회장님은 '맞다'고 '의사는 돈만 받아쳐 먹는다.'고 또 '왜 사진만 찍어대는지 모르겠다.'고 의사에 대한 불만을 많이 하시더라고요.

좌우지간 그 회장님은 "전립선비대증도 완치되고 기침까지 완전 안 한다."고 했습니다. "40일도 안 돼서 완치가 되었다."고 저한테 말씀하셨습니다. 좌우지간 큰 쥐 세 분만 모이면 가게도 신이 나서 큰 웃음바다가 되었습니다. 목사님도 쥐띠, 회장님도 쥐띠, 띠 대법원장 후보 친구도 쥐띠……, 지나는 세월, 지나가는 세월이 무색하게 아이들처럼 참 재미있게 잘 노셨습니다.

여자들은 날씬한 것이 제일 큰 욕망

불쌍하신 우리 사모님이야기를 하나 더 해야지요. 사모님은 키 155cm 정도인데 몸무게는 80kg가 넘는데요. 아주 걸음걸이가 볼만해요. 그 사모님 말씀이 "나는 한 정거장도 두 번 쉬어야 간다. 뱃살 때문에 엎드려서는 무엇이든 일 못한다."라고 하더라구요. 그런데 의료기를 사용하고 나서는 "지금은 할 수 있다."라고 하시더니 또 "여기저기 가지도 못한다."라고 하셔요. 제가 "왜요?"하고 물었더니요. "하도 잘 먹어서 남이 욕할까봐 못 간다."라고 하시는 거예요. 돈이 있어도 맛있는 것 먹지도 못하고 살 때문에 걱정이 아주 죽을 맛인 모양입니다.

"그러면 저도 80kg 나가니까 제가 뱃살을 뺄 테니 사모님도 뱃살 빼보세요."라고 했네요. 그러면서 "TV방송 프로그램에서 의사선생님이 '배의 지방부터 깨줘야 뱃살 빼기가 쉽다.'고 했습니다. 의료기에는 굴러다니는 롤러가 있는데 이것을 배에 맞추어 놓고 왔다 갔다 하게 해보십시다."라고 말하며 그런 식으로 하루에 2시간 이상씩 3일을 했더니 거짓말처럼 배가 쑥 들어갔습니다. 참 희한하게 배고픔도 하나도 없었어요. "바로 이것이다."하는 생각이 들었어요. 저는 "이것이 뱃살 빼는 데는 최고다."라며 힘도 하나도 안 들이고 쾌재를 불렀어요. 그래서 "사모님 제 배 좀 보세요. 배가 조금 들어갔지요. 사모님도 뱃살 빼 보세요."라며 이렇게 이렇게 하라고 가르쳐 주었습니다.

그런데 옆에 계시던 회장님 말씀이 "이 사람아. 이 기계가 살까지 빠지면 우리는 이 기계를 사지도 못해. 우리는 늙어서 느린데 어떻게 살 수가 있나. 살찐 사람이 얼마나 많은데 날씬해지고 싶은 사람이 얼마나 많은데……."하시더라고요. 회장님은 순간적으로 머리가 팍팍 잘도 돌아가시는 것 같았어요.

사모님은 나를 보고 "저이도 며칠 전만 해도 배가 쑥 나왔어. 내가 이 기계 뱃살 빠지면 기계 10대 사갈게."라고 했습니다. 그때 다짐을 받았어야 하는데, 기계 파는 것을 첫째로 생각 했어야 하는데 저는 기계 파는 것은 나중의 일로 생각해 '뱃살이 빠지면 안 판다고 해도 사정사정해서라도 사갈 것인데…….'라고 생각했습니다. 또 그렇게 철석같이 믿었습니다.

우리는 상상도 못할 이야기와 밑도 끝도 없는 이야기를 참 많이도 했습니다. 사모님이 말씀하시길 "회장님은 국회의원 3번 출마했다가 3번 다 떨어졌다. 떨어질 때마다 우리 시아버님이 너 기분 풀릴 때까지 돈으로 분을 풀으라고 돈을 한 가방씩 내가 직접 차에 실어 주셨다."고 하였습니다. 어떤 사람은 국회의원 한번만 떨어져도 사돈 8촌까지 망하는데……. 돈이 얼마나 많은지 대충 짐작하였습니다.

제가 물었습니다. "회장님은 그때 어떻게 놀았습니까?" 그랬더니 회장님이 말씀하시길 "진주에 가면 산속 별장 같은데 좋은 호텔이 있지. 거기서 짐을 풀고 사냥을 하러 다녔지. 젊을 때부터 담배는 안 피웠고 술은 조금 한두 잔만 먹고 사냥을 즐겨 했지."라며 의령 산속까지도 사냥하러 많이 갔다고 하시더라고요. 우리 사모님은 그 이후부터는 항상 입이 귀에 걸렸다고 하더라고요.

'이제 살았다.' 싶었는지 회장님하고 사모님이 어떤 때는 아침저녁으로 오시는 거예요. 뱃살치료를 4번 받고 경락 마사지를 갔대요. 제가 "거기가 뭐하는 곳인데요?"라고 물었더니 살 빼는 곳이래요. 그래서 "여기가 뱃살 빼는 데는 최고잖아요?"라고 말씀드렸더니 돈을 미리 선불로 주었기 때문에 갔대요. 그런데 거기 사람들이 깜짝 놀라더래요.

"아니 사모님 다른 곳에 다니세요. 왜 배가 이렇게 물렁물렁해요? 우리는 10년을 해도 사모님 배는 딴딴했는데 어떻게 된 거예요?"하고 묻더래요. 그래서 사모님은 이렇게 저렇게 했더니 이렇게 됐다고 했대요. 사모님은 배 치료를 하면서 "이렇게 좋은 세상도 있나?"하시기에 제가 "왜요?"하고 되물었어요. 그랬더니 "경락마사지를 받을 때는 아파 죽어요."라고 하시더라구요. 그래서 저는 바로 "그런데 왜 받으세요? 어떻게 받는데요?"라고 되물었죠. 그랬더니 "온 몸에 로션 같은 거 발라 놓고 둘이서 나무 주걱으로 박박 긁어요. 그때 아파 죽어요. 온몸에 멍이 다 들거든요."라고 하는 거예요. 그래서 제가 또 물었죠. "그런 걸 왜 하세요? 어떻게 해요?"라고 물었더니 "그것이라도 안 하면 살이 더 찐다는데 살이 더 쪄서 죽는대요."라며 "아파도 참으면서 일주일에 1번씩 받았어요."라고 하시더라구요. 참 혀를 찰 일입니다. 돈으로 생고생을 사서하라고 하나님이 돈 벼락을 주신 것이란 생각이 들었어요. 저는 강의할 때마다, 손님이 올 때마다 '다친 데가 있으면 반드시 호전 반응이 온다.'고 항시 되풀이합니다.

그때 회장님이 말씀하시길 "몇 년 전에 교통사고로 목을 크게 다쳐서 목에 기브스를 3개월간 했어."라고 하는 거예요. 그래서 저는 옳다 싶어서 "그러면 틀림없이 호전 반응이 옵니다. 남아 있던 죽은피가 빠질 때 아파 죽는 느낌이 옵니다. 이 기계는 남아 있는 찌꺼기 뿌리까지 아예 뽑아 버리는지 호전 반응이 옵니다."라며 설명까지 했습니다. '호전 반응'에 대한 설명을 되풀이 되풀이했습니다. "그때 회장님도 꾹 참으셔야 됩니다."라고 말씀드렸어요.

병원에 실려 간 회장님

어느 날 사모님께서 가게에 혼자 오셨어요. "왜 혼자 오셨어요."라고 물었더니 회장님이 어젯밤에 119에 실려 가셨대요. '목이 아프다고 누가 내 목을 빼 간다고 고래고래 소리 지르고 도저히 못 참겠다.'고 119에 실려 가셨대요. 그 광경을 지켜본 사모님은 "어쩌면 그렇게 사장이 말한 것하고 똑같이 목을 잡고 완전 죽는 것처럼 온 방을 헤매더라."라고 하시더라구요. 그러면서 사모님은 회장님한테 "호전 반응이다. 참으라고 참으라고." 했대요.

3일 후 회장님이 오셨어요. "이제 괜찮으세요?"라고 물으니 "아무 이상 없다."고 하세요. "아니 제가 호전반응이 온다고 그렇게 말씀 드렸는데 못 참으시고 병원 갔어요?"라고 하니까 "이 사람아, 목이 아파 죽을 것 같은데 그럼 어떡해. 사람의 마음에는 이미 아프면 병원가야 된다는 생각이 심해져있어. 이게 약한 사람의 마음이야."하시더라고요.

그 분도 많은 생각을 하신 모양이에요. "이런 철학 같은 말씀하시니요. 어떻게 아팠는지 설명 좀 해주세요."라고 말했더니 회장님은 "어떤 때는 내 목을 빼가는 것 같고 어떤 때는 내 목을 바위가 누른 것 같았어. 완전히 그냥 죽다가 살아났네."라고 하셨어요.

그래서 저는 또 물어봤죠.

"병원서 치료해 줬어요."

그랬더니 대답은 제가 예상했던 대로더라고요.

"아니, 그냥 누워만 있다가 왔어."

그래서 제가 회장님을 꾸짖듯 말했죠.

"그것 봐요. 제 말이 맞잖아요. 피가 올라갈 때는 목을 빼가는 것 같고 피가 내려올 때는 목을 누르는 것 같고요. 병원에서 뭐라 말은 안 해요?"
"사실대로 이야기 했는데……. 온열 의료기 쓰다가 이렇게 됐다."고.

제가 다시 물었어요.

"의사 선생님이 뭐라고 그러세요."

"의사가 하는 말이 한방에도 두한온족(頭寒溫足)이라는 말이 있듯이 뇌열이 올라가면 나중에 큰일 납니다." 그런 식으로 말했답니다. 그렇게 크게 겁을 줬답니다. 그날은 의료기사용도 안 하시더라고요. 의료기가 그냥 겁이 나는 모양이에요. 다음날도 계속 완전 고침을 하고 사용하시더라고요. 제가 얼마나 성질이 났겠어요.

"에라이, 이 의사, 저거 엄마의 새끼들 다음에 보자. 제가 입도 뻥긋 못하게 작살을 낼 것이다."

저는 속으로 욕을 했어요. 양방은 한방을 무시하면서 말도 안 되는 한방을 핑계대고 있는 거예요. 어떻게 사람은 한 몸인데, 산 것은 다 한 몸인데, 머리는 차고 발은 뜨겁게 할 수 있습니까.

어떻게 "혈액 순환만 잘되면 있던 병도 나간다."고 하면서 손바닥 뒤집듯이 두 말을 하는지. '머리에는 병이 없는지?, 발에는 병이 없는지?' 묻고 싶네요.

지금 시대가 어떤 시대라고 참으로 말도 안 되는 얼간이 같은 말을 의사가 할 수 있을까요? 저는 확인을 하기 위해서 두상을 굽다시피 해도, 아무 이상도 없고 두통도 없고 말끔합니다. 50년 전의 기억도 생생합니다. 다시 머리털도 검어집니다. 그때 백발도 다시 검어진다는 것을 대충 알았습니다.

그래서 그때 '흰 머리카락도 다시 검어진다.'고 얘기하고 다녔습니다. 친구들도 많은 사람들도 많이 비웃었는데 '지금도 조금 있네.'합니다. 저는 두상을 얼마나 구워삶았는지 증거도 남아 있습니다.

병원 갔다 오신 후로는 두 분 다 풀이 죽어 계셨어요.

일반 사람들은 속을 모르니까 '사람 속을 안다고 하는 의사가 겁을 주니까, 건강을 모르는 사람은 겁이 나니까, 겁을 생각하면 사람은 겁이 생기니까.' 몸을 잘 모르는 일반 사람이 의사 말을 믿을 수밖에요.

어떡합니까. 아내한테도, 친구한테도, 누구한테도 '회장님이 의료기 10대 사가신다.'고 자랑을 다 했는데요.

그런데 4개월이 다 되어가는 데도 회장님은 '의료기를 산다 안 산다.' 하는 말이 없어서 제가 물었습니다.

"회장님! 의료기 사실 거예요, 안 사실 거예요."

그랬더니 회장님 말씀이 "내 이 의료기 지금 이 자리에서도 천대도 살 수 있지만 사장하는 말이 괘씸해서 안 사."라고 하더라구요.

의사의 말 한 마디에 '생각이 왔다 갔다.'하는 마음은 이해합니다. 천금 같은 내 몸을 누구의 말에 따라 검증도 받지도 않은 의료기를 사겠습니까. 지금보다 뒷일이 걱정되는데요.

회장님께서 병원에 가기 전에 제가 이런 말을 했던 적이 있습니다.

"회장님! 국회의원에 낙선하셨다는데 그것도 때가 돼야 되는 모양입니다. 이 좋은 의료기 한 백 대 사가지고 지역구에 무료봉사하시면 표는 자동적으로 올 것입니다. 한 백 대 사세요."라고 했던 말이 기억나서 그런 패씸한 말씀을 하시는 것 같습니다.

좌우지간 그 의사의 말을 듣고부터는 회장님의 얼굴에 웃음꽃이 졌습니다. 웃어야 할 끝남이 서로 아쉬운 끝남으로 인해 서로 미안한 것 같습니다.

의료기를 그렇게 좋아했던 두 분, 특히 사모님이 불쌍해 보였습니다. 힐긋힐긋 저를 쳐다보는 사모님은 '미안하다'리고 안 해도 힘없이 걸어가시는 그 모습이 아직도 생생합니다.

저는 가계 계약이 끝나도, 의료기를 몇 대 팔지 못해도 계속해서 의료기 사업을 하고 싶었는데 '회장님만 의료기를 산다'는 말을 안했으면 어떤 조치를 취했을 텐데요. 그런데 가게 계약기간이 끝났으니 집사람한테 너무 큰소리 쳐서, 미안해서 작은 소리도 하지도 못하겠고 가게세와 잡비를 부탁할 수도 없고 해서 그냥 집에 왔습니다. 집에 와서 회장님과 사모님에게 전화를 해도 전화도 안 받아요. 그래서 딸아이한테 문자하는 것을 배워서 문자를 보냈습니다.

제가 보냈던 문자 한번 보세요.

"내가 죽은 네 애비다. 나는 니가 대통령이 될 줄 알았다. 그런데 천하의 무식한 무식이한테 쓰라린 상처를 가슴에 묻고 살게 해. 니가 더 무식이보다 더 무식한 놈이다. 애비가 너를 잘못 봤다. 니가 돈이 없나. 뭐가 부족하나. 친구도 욕한다. 다시는 그런 못난 짓 하지마라. 앞으로는 사내대장부답게 살아라. 죽은 애비가 부탁한다."

이런 문자를 보냈으니 아마 마음이 아파도 웃지도 울지도 못하고 아예 속이 뒤숭숭했을 겁니다.

사실 저는 그때 수지 신봉동에 LG 아파트 50평, 60평 분양권이 두체가 있었습니다. 거짓말 같은 세상에 하루에 1천만 원씩 올랐다 내렸다 하는 거예요. 대출이 2억도 된데요. 너무 집값이 오르니까 그랬는지 나라에서 중도에 대출이 스톱이라고 합니다.

그래서 '회장님이 괘씸하다.'고 하고 더 서운했던 겁니다.

힘 하나 없는 무식이는 완전 똥고집

그 이후로 저는 '의료기를 더 배워야 하는데……'하는 생각밖에 없었습니다. 인건비하고 물건 값 천만 원을 만들어가지고 집사람한테 간다 온다 말도 없이 또 의료기 가게에 가서 다시 시작했습니다. 어떡합니까. 의료기에 필이 확 빠져 있는데요.

또 처음부터 의료기 장사를 하셨던 분도 모르는 아주아주 중요한 것을 저는 두 가지나 개발하고 발견하였는데요.

사람들은 "의료기에서 그런 소리 처음 듣는다. 그분 확인할 수 있소. 만날 수 있소."라고 물어봤어요.

저는 그러면 "아이, 그럼요. 내일 오세요."라고 하고 효과를 본 증인일 데려다가 확인시켜 주었습니다. "저 양반이 시키는 대로 했더니 다시 발기가 되었다."고 목동에서 의료기 장사를 6년 동안 한 박정태라는 분에게 자세하게 설명해주는 것을 들었습니다.

오히려 제가 손님한테 물었습니다.

"이렇게 해가지고 살 빠지겠어요. 의료기를 쓴 사람은 뱃살이 빠졌다고 내 배 좀 봐, 내 배 좀 봐."합니다. 여자들은 늙으나 젊으나 아예 배 치료만 합니다. 날씬해지고 싶은 게 여자에 욕망인지 말이에요. 저의 칭찬도 해가면서요. 저는 한 번에 두 가지까지 가르쳐 줬거든요.

이렇게 저렇게 하면서 체험자가 살살 모였어요.

아예 의료기 파는 것은 신경도 안 썼으니까요.

10대도 사간다 했는데 의사 말 한 마디에 한 대도 못 팔았으니까요.

"무조건 체험자들을 모아 그냥 한방에 터트려 버리자."라는 생각밖에 없었으니까요.

'의료기를 사용하면 살이 빠진다.'고 본인들이 이야기 하니까요.

회장님은 "의료기로 살까지 빠지면 우리는 느려서 의료기를 사지도 못해."라고 하시더라고요. 그만큼 '의료기를 알면 빨리 팔린다.'고 생각하시는 것 같았어요. 아예 저는 바닥에 돈이 깔려 있다고 생각했어요.

다행이 15명 정도가 누가 봐도 놀랄 정도로 확실한 증인이 나왔어요. 멀리서 보이도록 건물 밖에 한 사람, 한 사람의 효과본 내용을 플랜카드에 적어 걸었습니다. 플랜카드 내용을 보면 "70세 할아버지가 청춘이 돌아왔다." "25년 류마티스 관절염 환자가 말하길 의료기는 완전 백점" "중풍 환자 완치." 등으로요.

이렇게 플랜카드를 내걸었는데도 큰 대로 인데도 감감무소식입니다. 참 이상합니다.

해외 토픽감인데……, 증인도 있는데……, 저는 순식간에 소문이 날 줄 알았습니다. 아예 저는 기자가 와서 따지든지 병원에서 고소를 하든지 큰일이 날 줄 알았습니다. 도와주시던 옆 사람에게도 무안할 정도로 깜깜무소식입니다. 다행이 60평 아파트가 팔렸데요. "쥐구멍에도 볕들 날이 있구나." 생각했어요.

그래서 저는 "의료기 장사를 본격적으로 하자. 병원 의사하고 한판 붙어보자. 선전으로 증인으로 증거로 세상과 한판 붙어보자."는 의욕이 끓었습니다.

의료기 주문도 많이 했어요. 회사 본부장이라는 사람도 나와서 현수막도 보고 아주 흐뭇해하면서 의료기 주문을 받아갔어요.

그런데 어떻게 됐는지 의료기 회장 동생이란 놈이 의료기 장사 못하게 합니다. 가게에 몰려 계시던 분들이 "아예 우리가 회사 찾아가서 얘기해 보자."고 합니다. 그래서 저는 "아니에요. 동생도 사정이 있겠지요. 제가 다시 한 번 이야기 해보겠습니다."라고 했어요.

참 어처구니가 없습니다. 제 물건이라고 제 맘대로 합니다. 동생 놈이 의료기 장사를 절대 못하게 합니다.

의료기 내용 모를 때는 "형님, 의료기 장사 하고 싶으면 하세요."라고 하더니 의료기의 내용을 알 때는 "형님, 의료기 장사 하고 싶어도 하지 마세요."라고 합니다. 동생의 마음은 이해합니다. 의료기를 하는 사람들이 한국에서 얼마나 고생을 하는지 이해해주세요. 여러분들은 이런 저런 많은 이해해주시기 바랍니다.

기계한테 건강을 배워야 되고 알아야 됩니다. "돈이 뭐가 필요해. 건강만 있으면 해결되는데……." 손님도 누구도 건강을 몰라서 이해를 못해서 그랬습니다. 동생의 말이 "한국에서는 안 팔려도 전 세계 수출은 잘되고 있습니다. 한국에서 가게가 늘어나면 늘어날수록 회사는 더 손해입니다. 죽는 사람 살려봐도 살려 주어도 의료기 안 사갑니다. 의료기 장사하지 마세요. 하고 싶으면 다른 의료기 장사하세요."라고 합니다. 이렇게 주인이라는 자가 막돼먹은 소리를 해도 되는 겁니까? 제 물건이 제일이라는 것도 모르고 의료기 장사 주인들도 '의료기는 똑같다. 경쟁뿐이다.'라고 합니다.

'세상을 어떻게 이렇게 사나' '비교도 못 하나' 경쟁 상대는 미모 제품 같습니다. 의료기는 척추로 지나가는 도자가 요술을 다 부린다고 생각합니다. 비교할 것은 이것뿐인 것 같습니다.

또 제가 만난 한 두 사람 말씀이 "우리 동네 의료기 가게가 두 곳 있는데 왔다 갔다 써 보니까 '00네 제품이 더 좋아서 00 제품을 구입했다.'"는 소리도 들었습니다. '손님이 먼저 알고 있다' 하는 소리도 헛소리는 아닌 것 같습니다. 등신이 등신 소리해도 어떡합니까. 가게 문 닫으세요.

이거야 원, 싸울 수도 없고 경영도 뿌리도 못 찾고 도저히 이해가 안 갑니다. 마당 쓸고 돈도 주어야 되는데, 도량치고 가재도 잡아야 되는데, 꿩 먹고 알도 먹어야 되는데 두 가지 일을 한꺼번에 하는 것도 모르고 있는지 이해가 안 갑니다.

다른 물건이라면 아예 처음부터 천금 만금을 준다고 해도 생각도 안 합니다. 도배인테리어 아니고는 아는 것이 없는데 다른 것은 생각 자체를 못 합니다. 그리고 아는 게 도배인테리어뿐인데요.

장사도 잘 되었습니다. 참 삶이 조금도 부족함이 없는데, 돈으로 살 수 없는 처자식도 돈 하나도 안 주고 사는데, 저보다 훨씬 났다고 생각하는데 만족하는데 또 이것도 저것도 걱정하면 '괜찮다 괜찮다' 하는데요. 저야 바로바로 해결해 버립니다. 집사람이 나보고 별명을 '괜찮다'고 하랍니다. 어떡합니까. 삶의 질을 건강의 질을 기계한테 더 배워야 하는데요. 기계를 쓴 사람이 말해 주는데 기계 쓴 얼굴이 말해주는데요. 그래서 문을 닫아놓고 손님을 받았어요.

동생 놈이 '손님 받는다.'는 소리를 들었는지 직원을 시켜서 문에다가 매우 큰 붉은 딱지를 붙여 놓고 갑니다. 그래도 '계속 손님 받는다.'는 소리를 들었는지 회장이 시킨 엄명이라고 제 직분인 본부장 본분도 모르는지 저의 의료기를 아예 다 분해를 해버립니다. 그래도 저는 한 마디도 안 했습니다. 그래도 어느 정도 의료기를 알았으니까요. '저렇게까지 하는데 오죽했으면, 오죽 답답했으면 그럴까?'라는 이해 밖에 할 수가 없었어요. 그래도 작지만 알짜배기 손님은 좀 계셨는데 손님들은 "우리 다 모여서 회사에 찾아가서 데모라도 할까요."라 물었어요. "아니에요. 이것도 제 팔자 같습니다."라고 다독였습니다. 그래도 손님들은 미련이 남아서 "이 회사 방침이 무엇입니까."라고 묻더라고요.

"신규는 안 되고 인수는 된다고 합니다."라고 대답했어요.

저는 또 의료기 가게를 인수했습니다. 그런데 동생 놈이 형이 개입된 것을 알고 또 물건을 안 주어서 철수했습니다.

집사람한테 참 미안합니다. 물건을 안 주는데 '미련을 버리라. 미련을 버려라.'고 하는데도 미련을 못 놓아서 아내한테 참 미안합니다.

『잡을 병』 책을 쓰다

 '너무너무 어려운 건강은 지식이 아니고, 너무너무 쉬운 건강은 상식이니까 다른 사람도 꼭 알아야 된다.'하는 생각에 제가 주제넘게 책을 쓰기로 하였습니다.
 한자(漢字)에 잡을 병(秉)자가 있어요. '참, 뜻이 이상하다'고 생각했어요. '다 뜻이 좋게 되어 있던데 잡는다는 것은 좋은 것이 아닌데……'라고 생각하다가 '아니다, 병은 잡아야 된다.'하고 한 마디로 책 제목을 『잡을 병』이라고 붙였습니다.
 저는 책을 쓰면서 "이 책이 나가면 세상이 완전 뒤집어질 것이다. 아직까지 나도 모르게 생기는 병을 나도 모르게 쌓이는 병은 의사고 노벨 의학상이고 뭐고 하나도 못 잡았는데 그것도 제일편안하게 누워만 있으면 되고 잠이 오면 자면 되고 아예 푹 자면 피로했던 것이 싹 풀리고 계속 쓰면 건강이 한 단계 상승하니까 이 책에는 증인이 수두룩하니까. 사람은 입 소문을 내니까, 한국뿐 아니라 완전히 전 세계가 발칵 뒤집어질 것이다." 그렇게 알았습니다. 무슨 두 말이 필요가 있습니까. 유식한 독자 여러분도 생각해보세요. 여태까지 의학박사님이나 무슨 의서든 어학지식 의학 상식만 있었지. 증거를 뒷받침할 증인은 하나도 없는 것으로 알고 있습니다.

좌우지간 책을 쓰면서 김칫국부터 마시며 휘파람을 불며 "가자. 의서(醫書)야, 가라. 지금까지 1억 넘게 들어간 돈도 책이 잘 팔릴 것이니까 회수될 것이고 부모님이나 집사람도 나의 똥고집을 다시 볼 것이다."라고 생각했습니다.

돈은 작아 보이고 기대는 엄청 부풀어 크다고 보면 됩니다.

책을 내서 책값을 회수하기는커녕 책 보관비만 더 날렸습니다. 왜 이럴까요? 아예 이유를 모르겠습니다. 50여명이 전화를 했습니다. "기계사용하고 싶다. 기계사용 볼 수 있느냐?"고요. 저는 기계가 없으니 한 마디로 신용불량자 같았습니다. 그 책을 보시고 부산에서 의료기 장사를 하신다고 "부산에서 같이 의료기 장사를 하자."며 "부산에 내려올 수 없느냐?"고 합니다. 저는 장사할 돈도 없고 부산에 못 간다고 했습니다.

그런데 그 분이 서울 길동으로 이사를 오셨어요.

"의료기 장사 같이 합시다."라며 아직 가게 인테리어 공사가 덜 끝나서 개업은 언제라고 합니다.

"저는 의료기가 마음에 들어야 취직합니다. 오늘 내가 지방에 의료기 사업장에 강의하러 가니까 지방에 같이 갑시다. 거기에 가면 의료기도 볼 수 있어요."라며 같이 갔습니다. 제가 생각했던 의료기는 지난 번 책 『잡을 병』에도 썼지만 '병에는 배가 참 중요하다.'고 했는데 배 덮게도 있고 의료기도 제가 특허를 출원했던 의료기라 완전 눈이 휘둥그레졌어요. 의료 침대 눕기 전까지는 허리 벨트까지 있어 시설이 참 훌륭했어요.

제가 난생처음 그것도 원장으로 취직했습니다.

개업하기 전 거기에서 잡을 병 책을 쓴 누구누구입니다. 인사하고 아예 처음부터 있었던 모든 일, 보고 들은 소리를 설명하며 완전 장담을 했습니다. 피부병은 식은 죽 먹기, 병은 누워 떡 먹기보다 쉽다는 식으로 장담했습니다. 이 세상에서 제일 편안 임상실험을 10개월 동안 하도 많이 했으니까 밤낮으로 한 마디로 '나야 죽든 말든 해보자. 한번 죽지 두 번 죽나.'하는 식으로 참으로 무식할 정도로 저부터 도전을 해보았습니다. 제가 얼마나 간이 큰지 쭉 한번 보세요. 손님들은 무슨 소리 하시는지 쭉 보세요.

의료기는 한 타임에 40분으로 맞추어 놓았습니다. 이렇게는 간에 기별도 안 간다 하는 생각에 하루에 적어도 5시간 이상을 3개월 사용했습니다. 손님에게도 "2개월 동안 5시간 이상 사용하면 그냥 공짜로 의료기 한 대 드리겠습니다."라고 하고 정말 그냥 의료기 한 대를 손님께 공짜로 드렸습니다. 손님이나 저나 몸이 더 가벼운 것 같았습니다. 다른 사람들이 그 전보다 얼굴이 예뻐졌다고 한답니다.

'전자파가 나온다. 인간 체온은 36.5도가 정상이다. 더 이상 체온은 뇌 손상을 준다.'하는 의료상식 지식 같은 말이 있지요. 그래서 그 의료기는 왔다 갔다 하는 열이 나는 도자가 있는데 아예 머리에 맞추어놓고 자버립니다.

한 마디로 머리를 굽고 삶는 턱이지요. 그런 식으로 며칠을 하였더니 자다가 일어나도 비몽사몽하는 것도 없고 참 기억력 생각은 바로바로 떠올라요. 머리를 이리 제쳤다 저리 제쳤다 하면 모래 쏟아지는 소리처럼 사르락사르락 할 정도로 소리가 났으니까요.

그때 "그런데 왜 흰머리는 꼬불꼬불하지?" 하고 생각했어요. 그래서 그때 "흰머리도 없어지는구나."라는 걸 깨달았지요. 흰 코털은 2년 만에 없어졌습니다.

그때부터 "사람도 살아 숨 쉬는 기계에 불과하구나. 여태까지 산 치료를 몰랐구나. '노안이다'하는데 노안이란 없구나. 현대의학은 산 치료를 모르니까, 산 치료를 안 하니까 할 수 없이 죽은 소나 돼지처럼 산 사람을 죽어도 모르는, 아파도 모르는 마취약을 주사 놓고 '사람 잡는다'는 소리를 못하도록 해놓고 수술한다고 하는구나. 딱 하나 맞는 것은 혈액 순환만 잘되면 있던 병도 나간다. 그런데 어떤 방법으로 혈액 순환이 잘되는지 답을 안 가르쳐주었으니 어째든 병은 죽은피에 씨앗이다."라고 생각했어요.

이제 병이 어떻게 쌓이는 줄 압니다. 병이 어떻게 빠지는 줄도 압니다. 그랬으니 답을 가르쳐 드려야 되지 않겠습니까?

"음식을 먹어야 살지요. 음식을 먹으면 피가 생기겠지요. 생기는 것은 죽겠지요. 죽으면 나가든지 없어지든지 해야 되는데 죽은 것이 쌓이니까 온 기관을 막으니까 기관은 안돌아 가겠지요. 그러면 사람은 죽겠지요."

손님도 의료기를 사용하시는 시간이 길면 길어질수록 '너무너무 좋다.'고 합니다. 그래서 저는 "옛날에는 내가 이리이리했다. 이 약 저 약 이 병원 저 병원 다 다녀봐도 모두 소용없더라."라고 했습니다. 저는 피부가 깨끗해지는 것은 물론 주름까지 없어지는 것을 보았으니까요. 저는 또 알고 내 체온만 올라가면 무슨 병도 없다하는 것은 다 아니까요.

"중풍 환자도, 발기가 안 되었던 분도, 꼬부랑 할머니도, 뇌졸중 환자도 혼수상태 환자도, 그 많은 사람들도 무엇도 무엇도 정상이 되었다."는 것을 아니까 '조그만 피부병이 어떻게 없어지는지에 대하여 설명했습니다. "가려운 곳 주변에 도장자국처럼 생깁니다. 그것이 없어지면서 가려움증도 없어집니다. 피부병에는 술이 귀신입니다. 술 먹어도 가렵지 않으면 피부병 없어졌다고 보아도 될 것 같습니다."라면서요.

의료기 가게를 오픈하는 날, 설탕 3kg를 무료로 나눠드렸습니다. 그것을 받으려고 오셨던 분들도 '병이 아예 하나도 없다.'고 큰 소리 치는 것을 보고 설탕만 받으려고 왔는데, 의료기가 아무것도 아닌 줄 알았는데 "진짜냐? 내가 피부병 때문에 삼성병원 계속 다니고 있는데 낫지도 않는다. 너무너무 가려워서 밤에 팬티만 입고 온몸을 긁는다. 피가 나도록 긁는다. 손녀가 보면서 할머니가 너무 불쌍하다고 운다. 남편도 같이 긁어 준다. 이렇게 심한데도 괜찮아지냐?"고. 묻습니다.

"아이, 그럼요. 넉넉잡고 3개월만 다니시면 됩니다."라고 했습니다.

그 분은 40일도 안 돼서 괜찮다고 하였습니다.

몇 달 동안 여러 분들이 좋아졌다고 많은 분들이 말씀하셨습니다.

저는 강의할 적에 이런 말도 했습니다. "중동에는 석유가 나지만 우리나라에는 빠진 머리카락도 다시 난다. 돈으로는 따질 수 없다. 잃었던 건강이 다시 옵니다. 청춘이 다시 옵니다. 그냥 의료기에 푹 빠지세요."라고 합니다.

가수 나훈아 씨는 노래로 '청춘을 돌려다오'하는데 노래를 해도 해도 청춘이 돌아옵니까. 의료기만 쓰면 온갖 병, 무슨 병도 다 완치가 됩니다. 청춘이 다시 옵니다. 의료기에 푹 빠지면 건강은 한 단계 상승하여서 돌아옵니다.

경찰서에 잡혀가다

할 말이 많지만 거기서 있었던 몇 가지- 큰 병, 작은 병, 우스운 일도 말씀드리겠습니다.

나이는 62세. 이름은 조숙희 씨. 그분은 정신 기억력이 왔다 갔다 하셨던 모양이에요. 집을 나가시면 집을 못 찾아오신데요. 그래서 의료기를 잘 아시는 분이 모시고 오셨어요.

'1년 정도 의료기를 쓰고 나서 집이고 어디고 잘 다니신다.'고 했습니다. 남편분도 '웬일인가?'하고 함께 오셨더라고요.

저는 강의할 적에 '의료기를 계속 쓰면 작은 감기에도 안 걸린다.'고 말합니다. 의료기 주인님은 '이 기계가 무슨 감기도 안 걸려요'하고 되묻습니다. 그 이튿날 연세 드신 할머니가 찾아오셔서 "나는 감기가 자주 걸렸는데 지난거울에는 감기도 한번 안 걸렸어요. 2009년 2010년 겨울은 유난히도 추웠지요. 사스인가 독감 생각나지요. 의료기를 쓰고 나는 그런 것도 낫는 줄 몰랐어요."라며 자랑을 하셨어요.

저는 "의료기 주인님! 저것 보세요. 내말이 맞지요."라고 하며 "의료기 주인님의 얼굴을 보니까 의료기사용을 안 한 얼굴입니다."라고 하니까

"그걸 어떻게 아세요. 사실은 안 했어요."라고 했어요. 그래서 제가 "왜요?"라고 물었더니 "술 먹고 밤에 늦게 집에 들어가서 시간이 없어서요."라며 의료기를 못 한 이유를 댑니다.

그래서 저는 "의료기에 대한 상식으로는 완전 빵점이네요. 의료기가 뭐 특별한 겁니까? 잠자는 침대인데 말씀입니다."라고 말했습니다. 술이 겁이 나서 그런 것 같습니다. 저는 술 먹고도 의료기에서 잘 잡니다. 술 해독에도 1등 같습니다.

"의료기 많이 쓰세요."하니까 그때부터 밤낮으로 사용했답니다. 참 우습지요. 그분의 직업은 완전 의사의 선생님 같습니다. 의사를 많이 가르쳤대요. 가르친 분이 선생이지 그냥 듣기 좋게 '선생님, 선생님.'하는데 배우지도, 알지도 못하는데, 처음 보는 사람이 무슨 선생님입니까. 진짜 가르친 분이 아니면 다 가짜지요. 그분 직업은 외국회사에서 현대의술인 병원 의료기계 기술자였답니다. 미국에서 구소련에서 수술하는 것을 배워서 초짜 의사에게 가르쳐 주었답니다. 많은 병원 대학 병원 의사님에게 강의도 했답니다. 의사 가운을 입고 의사처럼 직접 가르쳐 주었답니다. 수술도 수 천회나 된다고 합니다.

평생 사람 생사를 같이하신 강병로 사장님! 제가 평생 업고 가야 되겠지만 시간 상 거리 관계상 못 업어드려서 죄송합니다. 꼭 한번 업어 드릴게요. 기다리세요.

그분 말씀에 "이렇게 수술을 많이 하는데도 왜 자꾸 병이 생길까? 무슨 병 무슨 병이 자꾸 늘어날까? 회사를 그만두고 자연 치유를 배우자."며 참으로 온갖 체험을 다 하셨더라고요. 일반적인 의서도 자연치유 의서도 건강에 대한 책은 책을 모조리 다 습득하신 것 같더라고요. 그러시다가 온열 의료기를 발견하게 된 것 같아요.

배 덮게 복부박사라 할 정도로 온열의료기에서 신화를 남겼다할 정도로 큰 성공을 하셨더라고요. 그런데 그분도 기존 의료기하고, 잠자는 침대 의료침대를 보시고 결정을 하셨대요. 의료침대에서는 누구 말처럼 열과 성을 다 해도 어찌된 일인지 부산에서 계속 고전을 하셨답니다.

심사숙고 끝에 서울로 올라오기로 결정을 했답니다. 서울에서도 고전은 계속되었답니다. 그 분말이 "아무리 병 낫게 하면 뭐 합니까. 피부가 아무리 깨끗해졌다 하면 뭐합니까. 의료기가 팔려야 가게를 운영하지요." 라고 '다시 부산으로 가야겠다.'고 생각하시더라고요.

"그러면 내가 이 가게 얻어야 되겠다."고 말했어요. 한 마디로 저는 의료기에 미쳐있었으니까요. "제가 의료기 가게 주인이 되어서 나 혼자 북치고 장구쳐보자. 망하던 안 망하던 그것은 상관없다. 돈이야 다시 벌면 된다."고 생각했어요. 그래서 원장도 그만두고 집사람과 아이들이 사는 집을 몇 번을 찾아갔어요. 그랬더니 한 번도 문을 안 열어주었어요. 아무리 편지를 해도 전화를 해도 '더 이상 수모는 없다'할 정도로 문을 안 열어줬으니까요. 너무 성질이 나서, 하도 괘씸해서 현관문을 빠따로 부수려고 했어요. 그랬더니 집사람이 안에서 경찰에 신고를 했나 봐요. 경찰에게 잡혀가면서 "옛날 말에 열 사람이 도둑 하나 못 잡는다는 속담이 있는데 내가 도둑이요. 저안에서 나오지 않는 부인과 자식이 주인이요. 도둑이요. 누가 주인이고 도둑이요?"라고 물었어요.

경찰도 "어떡합니까. 법이 그렇게 되어 있는데요."라고 하더라고요.

조서를 받고 그냥 집으로 왔습니다. 어떡합니까. "또 찾아가서 사정을 해봐야지."하고 찾아갔는데 이사를 가고 없더라고요. '큰일 났다.'고 생각했어요. 그런데 쥐구멍에도 볕들 날이 있더라고. 땡전 한 푼 없는 저에게 전화가 왔습니다. '우리은행에서 신용대출로 천만 원을 대출해준다'고 합니다. 통장에 돈이 한 푼도 없었는데 그 전에 신용이 쌓여 있어서 대출이 된 답니다. 새로 시작하려면 인테리어 몇 천만 원, 잡기 도구 1천만 원이 들지만 '처음에는 의료기를 반값으로 지원해준다'하니 다짜고짜 계약을 했습니다. 집에서도 못하게 하는 의료기 장사하려고 한다고 생각하는지 부모형제, 친척, 그 누구도 1원도 천만 원도 못 빌려준답니다. 참 무슨 말을 해야 될지 모르겠습니다. 보기도 싫은 괘씸죄를 여기도 적용하는 모양입니다.

저는 타고난 자산가인데, 망하면 1천만 원 정도야 일 년 안에 갚을 수 있는 기술자인데……. 또 생각 또 생각을 해도 너무나 원망스럽습니다. 그때 심정은 이루 말로 할 수가 없습니다. 부모고 형제고 모두 생각하기 싫습니다. 표현할 수가 없습니다. 그래도 저는 믿고 있는 구석이 있으니까 항시 헐랭래 헐랭래 하고 뛰어다녔지요. 제가 여기까지 올 수 있었던 일도 '무슨 병이고 무슨 병도 없다.'는 것을 아니까요.

감옥에 가다

그러다가 저는 '인터넷 이메일만 하면 된다.'고 생각했습니다. 전국에 있는 각 신문기자의 이메일, 병원 이메일, 또 유명인들 이메일 주소를 천오백 개 골라서 보내기로 생각했기 때문에 걱정 같은 것은 하나도 안 했습니다.

처음에는 인터넷 이메일 잘 할 줄 모르니까 이메일 30통을 써 보내는 연습을 했습니다. 대충 '무슨 병은 이렇게 빠져 나가고, 무슨 병도 어떻게 빠지더라. 한 마디로 피부병은 식은 죽 먹기다. 뱃살도 빠집니다.'하면서 이메일 연습을 했습니다. 그런데 하루는 실수로 이메일이 가버렸습니다. 이메일에 대충 적은 것을 보고 상대편에서 몇 명이 "한 마디로 만병통치약보다 더 좋은 물건인데 왜 이름도 전화번호도 없나?"라며 인터넷 용어로 'ㅋㅋ ㅎㅎ'라 비웃는 글이 왔더라고요. 저는 한마디로 쾌재를 불렀습니다. "아 성공이다. 한 사람만 따져도 막 퍼질 것인데 다 일당백들이 넘는 기자, 분 큰 병원, 기관에도 이메일 다 준비했으니까 큰일 날 것이다."라고 생각했어요.

다음날 인터넷을 잘하시는 형님을 불러서 내용도 다시 상세하게 적고 전화번호도 주소 이름까지 확실하게 써서 나머지 이메일을 다 보냈습니다. 그런데 3일이 지나도 한 통의 답장도 없는 거에요. 10일 지나도 답이고 전화도 하나도 없어요. 상대편에서 보았다는 표시가 나오더군요. 한 4분의 1정도 보았다는 표시가 있어요.

"30통을 잘못 보냈을 때는 답이 왔는데 그 많은 이메일 다 보냈는데 왜 답이고 뭐고 깜깜 무소식일까. 참 이 생각 저 생각 참 큰일 났다. 아예 무슨 이런 일이다 있지."라는 무서운 생각이 들자 '제가 하는 일을 하나님이 막고 있구나.' 생각할 정도로 무서워졌어요.

저는 생전 처음으로 하나님에게 무턱대고 그냥 크게 글을 써놓고 하나님에게 울면서 밤새 빌었어요. "저를 용서해주세요. 저를 용서해주세요. 아무것도 모르는 저를 용서해주세요."라며 그냥 무턱대고 두 무릎을 꿇고 손이 발이 되도록 빌었어요.

항시 긍정적이던 저는 '무슨 이런 세상이 있나?'싶어 살맛이 안 났어요. 힘이 하나도 없고, 이래가지고는 의료기를 더 생각할 것도 없었어요.

그래서 빚도 갚고 먹고 살아야 되니까 연락 연락으로 도배일을 갔습니다. 그런데 25년 전 처음 제가 지물포 시작했던 이곳이 인연이 있었나 참 희한도 하네요. 이곳이 인연이 있나 며칠 일을 하고 의료기 가게에 앉아 있으려니까 여자 한 분이 오셨어요.

저를 보고 교회에 가자고 합니다. "아닙니다. 저는 교회고 뭐고 안 믿습니다."라고 완강히 말했어요. 그런데 그 여자 분은 재차에 재차, 또 또 가자고 합니다. "교회가 어디 있는데요."라고 물으니까 여기서 저 멀리에 있대요. "참 희한도 하네. 거기서 어떻게 여기까지 왔어요? 저는 조금 있으면 이사를 갑니다."라고 말했어요.

어떻게 합니까. 건물 주인한테 사정을 해서 계약이 안 끝났지만 툭툭 털고 또 의료기 해보지도 못하고 돈만 돈 천만 원 날리고 다시 성남으로 이사 왔습니다.

하루는 나를 경찰이 잡더라고요.

"아니 왜그러세요."

"진병국 씨 맞죠."

"네. 진병국 씨를 현행법으로 체포합니다."

"아니, 내가 무슨 죄가 있어요?"

"파출소가면 압니다. 갑시다."

기물파손 죄, 벌금 백만 원! 지금이라도 벌금 납입하면 집에 가도 된대요. 참 집사람이 괘씸하더라고요. 이 생각 저 생각을 했습니다. 어찌할까? 그래도 생각은 여유가 있었어요. 이제는 참 긴긴 세월이다.

"그래, 감옥도 사람 사는 세상! 이 기회 아니면 언제 가 보겠냐. 가보는 것도 괜찮겠다. 아예 집사람이 보내주는 여행이다."라고 생각하고 그냥 가만히 있었습니다.

경찰님들은 "한 번 더 말씀드립니다. 지금이라도 친척이나 누구한테 연락해서 벌금을 납입하세요. 이제 시간 여유가 없습니다."라고 최후통첩을 하는 거에요.

저는 의료기 장사도 못하고 가게도 비워있었고 해서 사이사이에 도배일을 했으니까 제 통장에는 3백만 원 정도가 남아 있었습니다.

"갈까 말까. 이것도 내 팔자인데 큰 마음먹고 가보자. 두 번 다시없는 기회다. 그곳이 어떤 곳인지 한번 가보자."

그렇게 해서 콩밥을 먹으러 가보았습니다.

3월 달이라 저녁에는 추운 날씨였는데 숙소는 따뜻했어요. 첫날은 목욕도 시켜주고 '이것저것 병이 있냐, 없냐' 체크도 해주고 약도 주고 했어요.

"아니, 공짜 세상이 이렇게 좋을 수가…….." 우리 쪽은 벌금 미납자들이라 그런지 무엇도 삼엄하지 않고 그냥 주의주의하면 됐어요. 식사 시간에 밥은 얼마든지 먹을 수 있고 반찬은 7,8가지나 나왔어요. "아니 공짜 밥에 반찬이 이렇게 많을 수가……" 그것도 간과 양념이 제가 집에서 먹는 것하고 비교가 안 될 정도로 맛있어요. TV도 있고 장기바둑도 있고……. "아이구야 좋구나." 단지 그 방에서 밖으로 나가지 못한다는 것뿐이지 술 담배 못한다는 것뿐이지 몸에 나쁜 것은 강제로 못하게 하니까 자동 몸은 천국에 온 것처럼 편했어요. 저는 하루에 일당 5만원씩 쳐서 20일 동안 감옥살이해야 되는데, 밖에 나가서 돈을 벌어야 하니까 열흘만 갇혀 살고 나왔습니다.

식사 때는 제가 태어나고 때마다 제일 잘 먹었던 것 같습니다. 골고루 시간에 맞춰 먹었으니까요. 콩이 비싼지 콩밥은 못 먹었습니다.

그 감방 속에서 있었던 이야기인데요. 겨울철이라 입에 풀칠도 못해서 할 수 없이 입에 풀칠하려고 기물을 파손해 기물파손죄로 들어온답니다. 저랑 같이 있던 그 분은 겨울철은 단골 같습니다. 직업이 처음부터 지금까지 이삿짐을 나르는 것밖에 안 했데요. 돈을 아껴 써도 돈이 없어서 며칠 굶다 보면 죽지 못해서 이곳에 온대요. 한 마디로 참 온순하시던데 세상이 서글프지요. 세상이 찢어지는 갈림길 같습니다.

막내 동생의 죽음

저는 돈을 벌어야 하니까, 싼 일당 열흘 남겨두고 좋은 것은 열흘 잘 먹고, 태어나서 지금껏 술, 담배 나쁜 것은 그때만 못 먹었습니다.

"이제는 돈만 있으면 의료기 장사할 수 있으니까 빨리 돈 벌어서 의료기 장사를 시작하자."고 생각했어요.

신나는 세상, 미래가 보이는 세상, 일거리만 있으면 도배는 빈 집이라면 밤에도 살살 혼자 해도 됩니다.

싼 거만 골라 싼 거만 먹고 몇 달에 한번 씩 너무 세상이 외로워서 웃을 일이 없어서 분당의 공주님들과 돈이 많이 안 드는 식사하고 같이 노래방 가서 실컷 노래 부르고 그날그날 재미있게 웃고 떠들고 세월을 보냈습니다.

한 2년여 동안 번 돈 4천만 원, 은행 돈 2천만 원을 빌려 또 의료기 사업을 시작하려고 준비하고 있는데 시골 사는 막내 동생이 아프다고 연락이 왔어요. 암이랍니다. 집에 있던 의료기를 싣고 시골집으로 갔습니다.

동생에게 진찰 결과를 물었습니다.

'내 목까지 암이 퍼졌다.'고 의사가 말했답니다. 이것저것 다 아니까 동생한테 이해할 수 있게 설명을 하였습니다.

"암이 주먹처럼 한 군데 붙어 있으면 수술할 수도 있지만, 암이 퍼진 것은 수술도 못한다. 네 몸에 체온이 떨어져서 그런 거야. 그냥 피부가 죽고 있는 거야. 살이 죽고 있는 거야. 몸이 변하고 있는 거야. 네 몸 체온이 따뜻해지면 정상이 돼. 만약에 논에 물이 없으면 마르지. 나무가 물이 없으면 말라 죽지. 물이 있으면 나무도 다시 살고 그렇지. 사람도 자연의 이치대로 그런 거야."라고 설득했습니다.

그동안은 동생도 의료기를 그냥 맹목적으로 반대하니까 차에서 의료기 꺼내지도 않았습니다. '이해부터 시키자.'고 생각했습니다.

"형이 등신이가? 네 말처럼 형이 아예 기계한테 미쳤는지 안 미쳤는지 확인해봐라."라고 사정사정했습니다.

"내가 여러 사람이 낫는 걸 보았으니까 저 의료기 쓰면 돼. 너도 괜찮아진다. 생각을 해봐라." 참으로 오래도록 많은 설득을 시켰습니다.

"그냥 한 번 써봐라. 암은 병원 가서도 다 죽었지 않느냐? 요즘은 민간요법, 식이요법으로 암이 완치되었다는 TV방송 보지 않았느냐."라고요. 그런데 시키는 대로 고분고분 말을 잘 들어야 되는데 조금도 못 참고 "에이, 의료기가 뜨겁다. 에이, 불도 잘 꺼진다. 아이 못하겠다."며 의료기에서 들락날락합니다. 그렇게 타일렀는데도 사정을 했는데도 말이에요. 얼마나 성질이 납니까. "너, 병원가면 죽는다. 수술하면 죽는다. 절대 병원 가지 말고 의료기만 써라. 체온만 올라가면 암은 없어진다. 녹는다. 암 아무것도 아니다. 형이 준비를 다 해놨다. 열흘만 있으면 세상이 뒤집어 질 것이다. 병이 없다는 것을 병은 쌓인다는 것을 의료기만 쓰면 저절로 녹아서 몸 밖으로 나간다는 것을 신문에 광고할 것이다."하고 올라왔습니다.

그런데 3일 만에 막내 동생 본인이 119를 불러서 마산삼성 병원으로 갔답니다. 그리고 동생이 '한 달 만에 죽었다'는 안타깝고 눈물나는 연락을 받았습니다. 어떡합니까. 의사는 잘못이 없습니다. 의사는 의사가 할 일, 수술한 것뿐입니다.

그런데 이 책을 쓰는 이때에 저의 잘못이 지금에야 생각이 납니다. "하나님도 무심하시다. 왜 내가 그 생각을 못했을까? 억지라도 동생을 데리고 같이 올라왔어야 하는데……." 생각하니 너무너무 가슴만 아픕니다.

어떡합니까. 할 수 없지요.

4대 일간지에 광고를 내다

　의사 체면을 살려 암병을 빙빙 돌려서 그리고 모 신문에 "술병, 유리병, 꽃병 이름처럼, 내 몸에 병도 이름 그대로 제일 잘 깨진다. 병은 아무것도 아니다. 암은 바위 암, 바위는 절대 사람이 못 깬다. 바위도 기계는 흔적도 없이 깨버린다. 의료기를 쓰면 병이고 암이고 다 녹아서 나간다. 건강은 한 단계 상승한다. 의료기는 하나님이 꼭꼭 숨겼다가 고맙게도 우리에게 주신 크나큰 인간 최고에 선물이다." 이렇게 신문광고를 냈지요. 생각대로 첫 날 둘째 날은 서울에서도 지방에서도 여기저기서 전화가 한 200통 정도 왔습니다.
　"아, 성공이다." 이제는 신문 보았으니까 사무실로 사람이 오실 줄 알았습니다. "일주일정도 시간이 걸리겠지." 생각했습니다. "오시는 사람은 간혹 무슨 대체 의학을 한다." 그런데 일반인은 두 달이 되어도 한 두 사람이 왔을 뿐입니다. 사무실은 텅텅 비었습니다. 제가 그렇게 큰소리치고 장담했던 것이 완전 대 실망이었습니다. 옛날 말에 약국, 식당이 소문나면 멀리서도 찾아온다고 했습니다. 그래서 손님을 모으는 것은 걱정도 안 했습니다. 신문 광고만 내면 사무실이 비집도록 사람들이 오실 줄 알았습니다. 그런데 신문에 "암 세미나, 의사가 강의한다."라는 조그만 광고를 보고도 넓은 광장이 가득 차던데 왜 이럴까 싶었습니다.

하루에 고작 15명 정도가 왔습니다. 그냥 얼굴이 화끈거리고 부끄러울 정도로 대 실망이었습니다.

저는 "아직도 사람이 더 아파야 되는가? 아직도 사람이 더 죽어야 되는가? 나의 일은 하나님이 방해하는가?" 등의 이런 생각, 저런 생각을 하다 보니 참 한심한 생각이 들더라고요. "이 세상에서 제일 어려운 병을 이 세상에서 제일 쉽다고 하는데 ,사람은 왜 어디에서도 안 오는 것일까?"라는 의심이 들더라고요.

따지기 좋아하는 신문기자도, 몸이 아픈 사람들도, 살을 빼고 싶은 사람들도······ ,무조건 사람들이 여기저기에서 밀려올 줄 알았습니다.

천하의 명의도, 이름 없는 명의도 뒷조사를 하면서 그 분들한테는 그렇게 까다롭게 하면서 사람이 오는데, "저는 그것도 사대일간 신문에 대문짝만하게 광고를 했는데, 왜 아픈 사람들도 안 오고, 해당기관에서도 사람들이 묻지도 따지지도 않는 것일까?"란생각을 하니 항시 긍정적인 저도 부끄러워질 정도로 미안할 정도로 힘이 쭉 빠지더라고요. 이 세상에 완전 우습더라고요. 완전 아픔이 버라이어티 \쇼를 하는 것 같더라고요. 너무 실망한 나머지 8년을 배워온 기계한테 원망의 말도 안했습니다. 처음부터 마이크도 한번 안 잡았을 정도로 오시는 분들이 물으면 "그냥 신제품입니다. 영원한 신제품입니다."하고 말았습니다.

그래도 들락날락 오시는 손님들이 '어디가 좋아졌네. 어디가 좋아졌네.' 합니다.

저는 8년 전에도 다 알았던 뻔한 사실의 사례자 몇몇 분을 소개하겠습니다.

첫날 나간 신문광고를 보고 손님이 찾아오셨습니다. 그 분은 치질 때문에 평생 고생하였답니다. 치질수술로 유명하다는 대구까지 가서 치질 수술을 두 번이나 받았다고 합니다. 또 치질이 나와서 걸음도 제대로 걷기가 힘들답니다. 또 수술할 생각이었답니다. 두 달 의료기 쓰시고 치질이 들어갔다고 합니다. 사진까지 찍어서 보여줍니다.

"전에는 이렇게 나와 있었는데요. 이젠 들어갔어요."라며 그밖에 좋아진 점을 여러 가지를 이야기해줬습니다. 그분은 분당에서 부동산 사무실을 20년 동안 하셨대요. 그러면서 '내 친구도 치질 때문에 고생하는 것'을 안다며, '내 손님만 해도 많을 것이다.'라고 합니다. '갑자기 사장님의 얼굴이 너무 좋아져서 와 봤다.'고 하는 손님도, 친구도 한두 번 오시고는 안 오십니다.

"나는 허리가 아파서 의료기 값 백대 값을 병원에 갔다 줬다. 계속 병원에서 치료를 받아도 오래 앉아있지도 못했었는데 지금은 몇 시간을 앉아 있어도 괜찮다. 30년을 허리를 못 폈는데 허리가 펴졌다. 이러다가 죽는 줄 알았는데 이제 살 것 같다."는 분도 있습니다.

그 분의 얼굴색이 아주 검게 보여서 옆에 있던 사람도 '농사짓다 오셨나?'라고 생각했대요. 그런데 얼굴 혈색이 다시 살살 돌아온다고 하였습니다. '당뇨약을 몇 년 먹어도 아무 소용이 없다'고 생각했는데 '의료기 쓰고 나서 병원에 가 혈압 재어보니 이제 정상이다.'라고 합니다.

'S병원, B병원에서 수술해야 된다.'는 의사의 판정에도 의료기를 두 달 쓰시고 진찰한 결과 '이제는 수술을 안 해도 된다.'는 의사의 판정을 받았데요.

그 사람 말이 제 친구가 저보고 피부과에 다니는 줄 알았어요. 그래서 "왜 그렇게 얼굴이 깨끗해졌느냐?"고 물었대요. 그 친구 두 분은 얼굴에 주근깨가 아주 많이 심했습니다.

청소하시는 분 말씀이, 며칠 의료기를 썼는데 친구들이 '너 왜 요즘 얼굴이 좋아지냐, 뭐 하냐?'고 묻더래요. 그분은 '처음부터 이야기하면 친구들이 안 올 것' 같아서 말 안하고 있으면서 '친구들이 궁금할 때까지 안달할 때까지 말 안해야지.'라며 시간을 좀 벌었대요. 그분은 일주일에 두 번씩 한 20일 정도 오셨어요. 그리고 하시는 말씀이 "몸도 예전보다 참 가벼워지고 힘도 나요."라고 하시더라고요. 제가 "어떻게요? 왜요?"라고 되물었죠. 그랬더니 "전에는 정수기 큰 물통 둘이서 들었는데 요즘은 혼자서 들어 옮겨요."라며 '반장 아저씨가 보고 깜짝 놀라더라'는 말도 하더라고요.

하루는 그분이 친구 분들과 함께 오셨어요. 그분들도 참 우습지요. 한 마디로 그냥 실망하셨나 봐요. 무엇이 굉장할 줄 알았나 봅니다.

5명이 오셨는데 2명만 겨우 의료기에 누워있고, 3명은 아예 '시시하다'고 눕지도 않아요. 일일이 말하자면 너무 길고요, 저야 50년 전까지도 큰 일은 기억하는데 요 몇 분이야. 전원 다 얼굴 말까지 생생합니다.

"사모님들! 의료침대가 뱃살 빼는데 최고입니다."
"어떻게 해서요."
"배만 치료하면 지방이 녹아서 살이 빠집니다."
그래서 며칠을 땀을 흠뻑흠뻑 흘리면서 치료를 받았습니다.
"야, 이제 한 패씩 몰려온다. 이제 사람 많이 올 것 같다."
옆에 분도 좋아했습니다.

상품권 추첨

그런데 의료기 사장이라는 분이 저를 도와주는 설명을 한다고 그분들께 "의료기 시작할 때 물 한 두 컵 잡수시고 끝나고 나서 물을 잡수세요. 그래야 노폐물이 잘 빠집니다."라며 어쩌고저쩌고 했습니다. 그분들은 '잘 됐다.' 싶었나 봐요. 여름에 뜨거운데서 땀을 흠뻑 흘렸는데 물이 오죽이나 잘 넘어가겠습니까.

물을 몇 컵씩이나 먹더라고요. 그렇게 물을 많이 먹어대면 뺏던 땀도 헛일이 되고 말지요. 물을 더 많이 먹는데 몸무게는 더 올라가지 내려가겠습니까. 아니나 다를까 일주일 후 '이 기계로는 절대 살 안 빠진다.' 하시면서 한 패가 전원 퇴장했습니다. 다 된 밥에 찬물을 끼얹어도 유분수지요. '아이구, 사장님아.' 이래도 됩니까.

뒷날 의료기 사장을 만나서 '네 장님이 이렇게 이렇게 물을 먹으라.'해서 '많은 사모님들 안 나오신다.'고 했더니 그 의료기 넉 장님 하시는 말씀이 "의료침대는 살 빼는 기계 아니야. 살을 강제로 죽을 똥 말똥 생고생을 해 가면서 돈을 싸들고 가도 살은 못 빼는데……. 50이상 먹으면 살빼기 힘들어"라고 합니다. 참 미처 죽을 일이네요.

살 빼는 것에 대하여 한 번 더 말씀드리겠습니다. 저절로 빠져야 됩니다. 생각해보세요. 고기를 구우면 기름기가 빠지지요. 그 원리와 같습니다. 살아 있는 살은 시간이 걸릴 뿐입니다. 음식 조절을 하면 더 빨리 빠집니다. 배고픔도 하나도 모릅니다. 돌팔이 의사가 말했듯이 '지방이 얼마나 영양 덩어리인데 저것만 먹어도 속은 충분하다.'고 했습니다. 의사선생님들이 말씀하지요. "뚱뚱이하고 홀쭉이하고 아무것도 안 먹었을 때 누가 먼저 탈진이 오느냐. 홀쭉이가 먼저 탈진이 된다."고요. 의사선생님 고맙습니다.

특별히 음식조절을 안 해도 5년, 10년, 평생 동안 의료기를 쓰면 옛날처럼 날씬해집니다. 요요현상도 다시는 없을 것입니다. 밥도 평생 먹어야 하듯이 잠도 평생 자야 합니다. 그럴 때 따뜻한 의료기 위에서 잠을 자면서 체온을 유지시켜 주는 것 뿐이에요.

의료기는 만년 굳(good)자의 의미입니다. 이미 죽는 것도 주인이 정해져 있답니다. 그러나 죽어있는 침대를 산 침대, 즉 의료기로 바꾸면 '평생 룰루랄라'하고 살 수 있습니다.

이 좋은 의료기 침대가 있는데 왜 사람들은 모를까요. 답답해 죽겠습니다. 손님이 하도 안 오셔서 제가 솔로몬도 깜짝 놀랄 꾀를 냈습니다.

"상품을 미끼로 추첨으로 사람을 모아보자. 좌우지간 사람만 모이면 될 것 같은데, 그냥 신나게 떠들기라도 할 텐데. 소문이라도 나야 마이크라도 한번 잡아 볼 텐데."라고 생각하고 빚을 내서 1등은 배 덮게, 2등은 금 한 돈, 3등은 콩나물재배기를 걸어놓고 언제언제 추첨을 한다고 전단지를 만들어 500장 정도는 실장님과 도우미가 역 주변에 돌렸습니다. 나머지는 저 혼자 이틀 동안 가게 주변에 있는 아파트 계단을 오르락내리락 하며 돌렸습니다. 다리가 아파서 혼났습니다. 누가 다리 몸뚱이를 확 하는 것 같이 혼났습니다.

추첨이 내일인데 분당의 공주님들이 와서 "진 사장님! 추첨을 취소하세요. 돈만 몇 백만 원 날리지 안 됩니다. 그 사람들이 상품만 타가지 물건 안 삽니다. 돈만 까먹지요. 추첨 취소하세요."라고 하는 거예요.

이미 상품권 추첨 준비를 다해놓았는데, 추첨이 내일인데 어떻게 취소를 합니까. "전단지 사천장을 뿌렸는데 취소는 절대 못합니다."하고 저는 상대를 피했습니다. 그런데 따라 다니면서 "추첨 취소하세요. 돈만 날립니다. 안 됩니다."라고 합니다. "망하려면 빨리 망해야지."라고 제가 사정을 하는데도 주인도 아니면서 저를 보고 '이래라 저래라' 합니다.

'그 돈 차라리 나를 달라'고 합니다. "말도 안 되는 소리 하지 마시고 저리 가세요."라고 하니까 "진 사장은 말길을 못 알아 처먹어."라며 네 번이나 그런 막돼먹은 소리를 합니다. 그래서 저도 모르게 무식한 쌍소리가 막 나오는 거예요. "내가 니 실랑이가? 돈이 니 돈이가? 망하려면 빨리 망해야지. 헛소리 하지 말고 집에 가 이 xx야."

아무것도 아닌 것이 대판 소판 싸움으로 끝났습니다.

추첨 날 당일입니다. 아침 일찍부터 실장님과 모든 준비를 다했습니다. 그런데 이게 어찌 된 일일까요. 우리 식구만 있지, 보던 얼굴만 서로 멀뚱멀뚱 바라보고 있지, 처음 보는 얼굴은 한 사람도 없어요.

어떤 분이 물었어요.

"전단지 뿌렸어요?"

"네, 제가 직접 뿌렸어요. 실장님 도우미는 지하철역에서 뿌렸고요."라고 제가 대답했어요.

그런데 하루 종일 단 한 명도 오시지 않았어요. 웃고 말았지요. 의료기가 창피한 모양입니다. 좌우지간 저는 '솔로몬의 지혜다'라고 생각했는데 사람들은 '의료기는 완전 사기다. 쳐다보기도 싫다.'고 하시는 것 같았습니다. '의료기가 불쌍한 것이 아니라 의료기 주인이 불쌍하다.'고 하는 것 같습니다.

분당의 그 공주님은 주인이 하는 대로 '옆에서 굿이나 보고 떡이나 먹었으면 좋았을 텐데, 걱정 안 해줘도 하나님이 판가름할 텐데……'요. 저는 아직도 간혹 그분의 소식을 듣고 있지만 연락은 안 합니다.

"아무 일도 아닌데 또 때가 되면 만나겠지. 시간이 되면 다 같이 웃고 떠들고 만나겠지. 불쌍한 저를 걱정해서 그런 말씀 하셨는데……"란 생각은 들지만 연락은 안 합니다. 좌우지간 "분당 공주님들 대단히 미안합니다. 사과합니다."

지하철 광고 이후

 저는 항시 바쁩니다. 대갈통이 먹통이라 집에 있어도, 가만히 앉아 있어도 이 생각 저 생각을 합니다. 이 말 저 말이나 옛말, 옛날 시대와 지금 시대의 감히 생각지도 못한 현실을 보고 듣고 느끼고 있으니까요. 모든 것 이해해주세요.
 또 전에 지하철에 거금을 들여서 지하철에 광고했던 일이 있어요. 실수를 해도 말도 못하게 크게 실수를 했습니다. 지하철에 광고를 붙이고 2일 만에 핸드폰과 함께 옷 속에 있는 지갑 모든 것 하나도 안 빼고 옷을 세탁기 속으로 집어넣어 버렸습니다.
 세탁기 속에서 드륵드륵 소리가 나는데도 "이상하다. 왜 세탁기에서 소리가 나지?"하고 세탁기 옆에서 소리도 들었습니다. 고장이 났으면 안 돌아가겠지. 세탁이 끝날 때까지 다른 생각만 하고 그냥 있었습니다.
 세탁기 뚜껑을 여는 순간 "아차 큰일 났다. 아무것도 안 꺼냈다."라고 했습니다. 핸드폰이 완전히 고장났던 겁니다.
 "이렇게 큰 실수를 하다니……. 광고 전화를 받아야 하는데 무슨 이런 큰 실수를 할까? 저는 '작은 실수도 하면 안 된다.'하고 사는데 세탁기에서 '드럭드럭' 소리를 했는데 왜 한 시간을 넘게 전혀 눈치채지 못했을까? 이게 무슨 귀신 씨나락 까먹는 일인가?'하는 생각이 다 드는 거예요. 이것은 제가 실수한 것이 아니고 실수 형님이 두 말도 못하게 감쪽같이 저를 속인 것이다. '참자 참자.'하며 전화도 안 고쳐 버렸습니다. 두 달 후 '지하철 광고를 보시고 왔다.'하면서 그 동안 전화 수십 번을 해도 안 받아서 약도를 보니까 여기 주변인데 두 번을 찾아도 '무슨 간판이 있나' 주의 사람에게 물어도 '모른다.'해서 그냥 가셨데요. 오늘은 용케 할아버지를 만나서 찾아왔다고 저를 혼을 내는 거예요.

"왜 전화를 안 받느냐? 왜 광고를 했느냐. 그게 무슨 심보야. 장사를 하려고 하느냐? 완전 희한한 사람 다 보겠다. 정말 웃기는 사람이네."라고 합니다. 그래서 할 수 없이 "제가 실수를 너무 크게 해서 실수 죄를 아주 달게 아주 쓰게 받고 있습니다."라고 말씀드리니까 그분도 "무슨 씨나락 까먹는 소리를 하느냐며?" 할 말이 없다고 웃으시더라고요.

그러면서 "나는 의료기가 좋은 줄 알고 있는데, 의료기를 쓰고 싶은데, 그래서 여기를 찾으려고 얼마나 고생했는지 아시오?"라는 거에요.

"아이고, 고맙습니다."하고 굽신굽신 인사를 드렷네요.

그분이 손님을 항시 많이 모시고 오시더라고요. 그런데 그 분도 '가게 돌아가는 형편을 보니까 가게 운영을 못하겠다.'는 생각이 드시는지 "빨리 그만두는 게 낫겠소."라고 하셨어요.

저는 이미 '빨리 가게 세가 싼 다른 곳에 옮겨서 세월아 네월아 하면서 장사하자'고 마음을 먹었었거든요. 또 '빼도 박지도 못 하는 체험자가 1년만 더하면 나온다'는 생각으로 이사를 결정하였습니다.

고맙게도 그 분이 의료기 2대, 주위 분 2대, 총 4대를 사가시는 거예요. '이전의 의료기보다 좋다.'고 하시면서요.

저는 그때 '하늘에 계신 아버지가 내 말 잘 들었다'고 '꾹 잘 참았다'고 "진짜 알짜배기 손님을 힘들게 가게를 찾아가게 해서 저의 가게도 비우고 짐도 가볍게 들어주시는 것이다."라고 생각했습니다. 여유 돈이 생기게 해주어서 고맙습니다. 김은화 여사님, 김희자 여사님, 권두리 여사님 정말 고맙습니다.

쫓겨서 오시는지 3,4일 만에 가게를 비워줘야 계약을 한대요. 계약을 완료하고 긴급으로 의정부에 가 있는 연락병에게 가게 한 곳을 가보라고 연락했습니다. 오늘은 하루 종일 여러 군데의 가게를 가봤는데 보증금 8백에 월세 80만 원짜리가 괜찮다고 합니다.

"그러면 계약 하세요."라고 말하고 부동산에서는 구두라도 약속을 해야 되니까 '20만원 선금을 보내라'고 했습니다. 그리고 20만원 송금해주었습니다.

그리고 이튿날 이사를 했습니다. 건물주인의 말씀이 "이게 무슨 물건이요."라고 묻더라고요.

저는 "예, 의료기입니다."라고 대답했죠.

그랬더니 "이런 물건, 내 가게를 비워 놨으면 비워 두었지. 가게 못 주오. 말도 안 되는 사람들이 경우가 있어야지."하고는 셔터문을 닫고 3층 집으로 올라가버리십니다.

계약금을 걸고 이사하는 건데 '주인이 참 경우 없는 짓을 한다.'는 생각이 들어요. 참 황당하고 후한 무치한 행동을 해도 어찌합니까. 제가 세입자인데요.

그 주인 할아버지가 화를 내고 올라가시고 저는 부동산으로 다시 와서 주위 몇 군데 빈 가게 보았더니 마음에 드는 가게가 있었어요.

거기는 보증금 500만원에 월세 50만원으로 보증금도 500만원 깎고 월

세도 30만원 깎은 셈이었지요. 경우 없는 할아버지가 의료기 사업에 고생한다고, 불쌍하다고 이사를 도와주는 것 같습니다.

이사를 하고 밤에 생각을 하니 '병원 물건이라면 추운데 고생한다'고 했을 것입니다. 의료기가 아직까지 푸대접이 아니라 아예 집에서 쫓겨 나왔으니 참 제가 무심하고 한심해서 뭐라 말할 수가 없습니다.

"그래도 의료기 나이가 15살인데 외국으로는 수출이 잘되고, 본국에는 아예 의료기 취급하는 사람을 경우가 없다."하니 세상이, 건강이 아예 거꾸로 가고 있는 것 같습니다.

또 말씀드리지만 건물 주인이 '의료기가 사람을 속인다'고 '말도 못하는 건강을 속인다.'고 가게를 주지 않은 지조 있는 양반 덕분에 저는 이문을 본 셈입니다.

손해를 감수하고 완전 정의에 불타는 나를 보고 완전 오해를 하셔서 모두들 의료기를 쓰면 큰 일 난다고 생각하신 모양입니다. 지금 생각하면 손해도 감수하고 덤벼드는 의리의 사나이, 정의 사나이. 건강 전체를 생각하는 건물주인은 성인군자 같습니다.

그날따라 잠을 청하는데 집사람과 자식에게 너무 미안한 생각이 들었습니다. 일가친척이나 친구까지도, 아는 사람 모두에게 버림받은 내 꼴이 하도 처량해서 눈물을 닦으며 아직 정리되지 않은 추운 바닥에서 오지 않는 잠을 청했습니다.

최영진 씨와의 인연

사람들은 의료기를 거꾸로 알고 있는데 어떡합니까?
그리고 "손님은 내년 5월 달에 받는다."고 생각을 다시 고쳐먹었습니다.
최영진 씨(53세), 이 분은 교통사고로 생 중풍이 온 분입니다. 이 분은 몸속에 병이 많이 들어있습니다.
김형락옹(86세) 이 분은 연세가 있어서 건강은 일당백입니다.
저는 "두 분의 청춘만 돌려놓는다면, 사진을 찍어 놓으면 말이 필요 없다. 무조건 청와대나 병,원 세계 어디에라도 그동안 있었던 일을 사진과 책과 인터넷으로 들이밀 것이다."고 마음먹었습니다.
시간이 없었습니다. 그렇지만 저는 장사에 신경 쓰지 않고 두 분에게만 '열심히 의료기를 쓰라.'고 했습니다.
다른 사람 귀찮아했습니다. 손님 소개도 하지 마라 했습니다.
최영진, 이 분은 우리 가게에서 먹고 자고 침식을 했습니다.
김형락 옹, 이 분은 일주일에 5번 치료를 받았습니다. 하루에 2시간 어떤 때는 3시간도 받았습니다.
최영진이란 이 친구는 "형님 이제 피곤이 하나도 없습니다. 잠을 실컷 잤는데 또 잠이 오네요." 했습니다.

그래서 저는 "젖먹이 아이들은 먹고 자고 먹고 자고 하잖아. 다시 몸이 만들어지는 그런 식이겠지. 몸이 말해주니까. 몸에 일기를 잘 써. 무조건 의료기를 많이 사용해. 제일이야." 했습니다.

최영진이 의료기를 사용한 지 5개월 후부터는 병이 빠지기 시작했습니다. 양쪽 엄지발톱이 빠질 것처럼 붓고 피멍이 들었습니다. 양 어깨 쪽에서도 피멍이 들고, 척추에서도 피 멍이 들었으며, 배에서도 피멍이 들었습니다. 사진도 다 찍어 놓았습니다.

김형락 옹, 이 분은 "지금 이 나이에 주름이 펴지면 뭐 해."라고 했지만 그래도 청년처럼 주름이 펴졌습니다.

김형락 옹의 사진도 찍어 놓았습니다. 요즘 좋아진 스마트폰에게 감사합니다.

4월 달부터는 손님 받을 준비와 광고할 준비 등 의료기 가게를 개업할 준비를 슬슬 했습니다. 그런데 하늘도 무심하시지요. 세월호 사고가 터진 겁니다. 신문 광고주도 "나라가 온통 세월호 사고로 난리인데 세월호 사고가 마무리되면 그때 광고하자."며 미루자고 합니다. 그런데 이놈의 세월호 사고는 끝이 날 줄을 몰랐습니다. 사람이 너무 많이 죽었기 때문에 너무너무 안타깝기 때문에 사고를 뻔하게 두 눈으로 보았기 때문에 원인인 배가 옆에 가라 앉아 있기 때문에 세월호 사고는 우리나라를 2014년 내내 혼란스럽게 만들었습니다.

저는 세월호 사건 때문에 금전적인 피해와 정신적인 피해를 본 것 외에 아쉬운 것이 한두 가지가 아닙니다. 다시는 이런 사고가 안 일어나야 되겠습니다. 중요합니다. 거꾸로 말을 해서 사람 다 죽었습니다. 또 중요합니다. 직원들이 '탈출'이라는 말 한 마디만 외쳤어도 학생들은 10분 안에 탈출했을 겁니다. 배가 가라앉고 있는데 직원들은 학생들에게 "탈출하지 말고, 꼼짝도 하지 말고 가만히 앉아계세요."라고 했지요. 학생들은 직원들의 말만 믿어서 순진하고 말 잘 듣는 학생들은 떼죽음을 당했지요.

많은 사람들은 의료기를 거꾸로 알고 있습니다. 한방(韓方)은 순진한 척, 잘 난 척 하지 말고 의료기를 감추지 말고, 내 탓이다 하지 말고, 의료기 탓이다 말하세요.

제가 가는 곳마다 제가 외로울까봐 사랑해도 아무 탈 없는 사람 좋아해도 아무 탈 없는 저와 처지가 비슷한 사람을 하늘에 계시는 아버지가 맺어주시는 것 같습니다. 그분은 기능성 속옷 판매를 하는 분이었습니다. 영어로 아저씨는 엉클, 엉큼한 저도 이 분만 연락해 오시게 했습니다. 이 분은 무거운 교리로 남편과 헤어졌답니다.

그 속 내용인 즉 남편은 이 교회를 다니고 부인은 저 교회를 다니며 오랜 시간동안 아이도 3명 낳고 그래도 이럭저럭 평탄하게 살았답니다.

하루는 남편이 무조건 이혼을 요구해왔는데, 할 수 없어서 이혼 수락하고, 3년 전에 그냥 빈 몸으로 집에서 쫓겨 나와서 혼자 산다고 했습니다. 남편이 하자는 대로 순박하게 아무것도 없이 이혼만 당한 것 같습니다. 하루는 기능성 속옷 세미나가 2박 3일 로 있으니 우리 식구들이랑 같이 가 보자고 합니다. 멀리 산속에 있는 큰 콘도에 숙소를 갔습니다.

전국에 기능성 옷 총판하시는 분들과 그분들의 주위 손님도 몇 백 명 오신 것 같습니다. 낮에는 이 체험담 저 체험단 온갖 사례를 다 들었습니다. 체험단 사례를 다 듣고 회사 회장님이라는 분은 당부처럼 말했습니다. "절대 거짓말해서는 안 되고 있는 그대로만 말씀 해주세요."합니다. "절대 과장광고를 하지 말아주세요. 이러다가는 암도 낫는다는 소리가 나오겠습니다."라고 했습니다.

회장님 말씀을 마치고 각 조별로 회의가 있었습니다. '체험단 사례를 정확하게 어디서 누구누구와 어떤 식으로 어떻게, 무슨 일이 있었다'하는 식으로 세미나를 마쳤습니다.

기능성 옷 내용을 보니까 해녀복처럼 되어있더라고요. 내 몸의 체온이 밖으로는 하나도 안 나가는 것 같습니다. '원적외선이 방출된다'고도 할 수도 있을 것 같습니다. 기능성 속옷도 나무랄 데 없는 것 같았습니다. '의료기와 기능이 참 비슷하구나. 생각했습니다.

무사히 세미나를 마치고 집에 잘 돌아왔습니다.

토요일이면 같이 있던 최영진 씨는 집으로 갑니다.

연속극 주인공 못지않은 얼굴은 보고 싶은 얼굴은 사무실로 옵니다.

기능성 속옷 세미나에 가자고 했던 그 여자는 "오빠만 믿어도 돼?"하고 묻습니다.

저는 자신 있게 "예, 오빠만 믿으세요."라고 말합니다.

5월 달에는 세상을 발칵 뒤집어 놓을 겁니다. 손님이 많이 오실 때 그 때 기능성 옷 입히세요.

그녀는 손만 잡고 아무 짓도 안 하는 제가 불쌍했는지 "진 사장님은 참 점잖아요."라고 합니다. 저는 그냥 웃었지요. 저는 이루어진 것이 하나라도 있어야 말이라도 행동이라도 사정이라도 해보겠지만 말 못하는 심정을 이해해주세요. 그래서 저는 그녀와 둘이서 맛있는 저녁만 몇 번 먹었습니다.

그 후 그녀는 한심한 저는 저리가라 할 정도로 유식한 님을 만나 10월 달에 살림을 차렸다고 합니다. 가게 계약도 끝나가고 이런 저런 속에서 장사할 수도 없습니다. 사람들이 오히려 건강을 거꾸로 알고 계셔서 말만 하면 인사치레인지 '건강이 최고다 건강이 최고다' 하면서도 의료기다 하면 묻지도 따지지도 않고 '건강이 그렇게 쉬우면 병원 의사가 뭐 필요해?' 라고 아예 호통을 칩니다.

의료기는 건강에 신경 쓰는 것만큼 건강이 보입니다. 하루 종일 쓰면 건강이 더 좋아진다는 것이 보입니다. 건강한 사람을 잘 못 느끼고 건강이 단단해진다는 것도 오랜 세월이 흘려야 알 것입니다. 건강이 약한 사람 병자는 하루 종일 쓰시면 본인도 아실 것이고 의사선생님 건강이 살아난다는 것을 누구보다 더 잘 아실 것입니다.

그런데도 긴긴 세월동안 의료기는 그런 광고효과를 못 보고 오히려 역행하는 것 같습니다. 99.9%가 의료기를 거꾸로 알고 있는데 거꾸로 생각하고 있는데 거꾸로 보고 있는데 제가 어떻게 해야 사람이 건강이 바로 가겠습니까.

지체할 수 없는 인간의 도리로 의료인은 지체 없이 의료기를 시험해 봐야 됩니다. 기본이 없고 염치가 없는 인간은 한 분도 없다고 봅니다.

또 지나온 모든 것을 봅시다. 산 것을 봅시다. 죽은 것을 봅시다. 식물은 물 한 가지만 못 먹어도 죽지요. 말라가든 죽어가던 식물도 다시 물을 주면 살지요. "헌집 수리해주면 새집 됐다. 헌 차 수리해주면 새 차 됐다. 죽은 것은 무엇이나 고치면 수리해주면 새 것 됐다."바로바로 알 수 있지요.

사람은 어떻습니까. 사람도 병원에 가면 새 건강이 돌아오는지요. 약이나 무엇을 먹어도 새 건강이 돌아오는지요. 저는 하나님도 못 보게 땅속에 깊이깊이 묻어두었던 건강비법이 의료기를 통해 다시 돌아왔다고 봅니다.

산 것이고 죽은 것이고 간에 병의 원인, 고장의 원인을 찾으면 다시 잘 돌아간다고 봅니다. 죽은 것은 원인을 찾아도 고치기가 힘들지만 산 것은 원인만 찾으면 그냥 자동으로, 완전히 자동으로, 제일 쉬운 자동으로 돌아간다고 생각합니다.

지금도 의료기는 좋지만 더 안전한 의료기가 나와야 합니다.

말만 들어도, 말만 해도 이해가 되실 것 같습니다.

"뚱뚱한 사람을 보고 살을 빼라."고 합니다. 살을 어떻게 빼야 됩니까. 땀을 흘려야 됩니까. 땀을 빼야 됩니까. 땀을 빼는 것이 아무래도 방법 같습니다.

손님 세 분이 의료기에 누워 땀을 흠뻑 흘렸습니다. 의료기에도 배 덮개에도 손님 옷도 땀이 흠뻑 젖었습니다. 땀범벅이라 그런지 손님 세 분이 감전되면서 깜짝 놀라 일어났습니다. 저도 손을 대보니까 전기가 나와 깜짝 깜짝 놀랐습니다. 의료기 바닥에 땀이 너무 많아서 그랬던 것 같습니다.

세 분 중 유일하게 한분이 의료기를 사가셨습니다. 땀을 많이 안 흘리면 되겠지 하셨던 모양입니다. 만약에 의료기가 살이 빠지는데 최고다 소문이 나보세요. 땀을 사정없이 빼겠지요. 땀범벅 물범벅이 되어도 안전한 의료기가 필요합니다.

2부
배 덮개만 하나 덮어도

하루 빨리 병동에 의료기를 꽂아야

10년을 넘게 TV에서 간간히 보셨지요. 우리나라에서 돈도 제일 많고 병원도 유명한 주인이지요. 그런데 건강은 갈수록 더 약해지는 것 같습니다. 지금은 아예 드러누우신 것 같습니다.

건강은 그 무엇으로도 안 된다는 것을 온 천하에 보여주시는 것 같습니다. 그분 고향은 이 사람이 태어난 동네 산 넘어가 고향인데 잘 생겨진 부인 잘 생긴 자식도 저처럼 못 보고 참 불쌍합니다. 비교가 됩니다.

저희가게에 1년 동안 다니신 86세 김형락 옹이 있습니다. 이분이 말씀하시길 "나는 죽는 것은 겁이 안나, 아픈 것은 겁이나"라며 "병원비에 병간호를 누가 어떻게 감당해 나 혼자 사는데 아프지도 않고 죽으면 좋겠다고 생각했다."라고 합니다.

주변 사람들이 그러는데요 그 양반 전에는 비실비실 했는데 요즘 회춘을 해서 돌아다닌다고 한답니다. 여든이 넘는 나이에 이런 소리 듣는데요. "이제 아프지도 않고 살겠다."하는 생각이 든답니다.

지팡이는 버리고 주름살은 펴지고 빠진 머리카락은 다시 나고 남은 백발은 검어지고 건강도 다시 시작하는 것 같습니다. 같은 연세의 건강 대회가 있으면 그 양반이 1등을 할 것 같습니다.

이렇게 건강이 확실히 말해주는데 의료계에 종사하시는 분은 의료기가 아군인지 적군인지 구별도 안 하는 것 같습니다. 아예 의료기를 쳐다보지도 않는 것 같습니다.

그래도 의료기 나이가 16세인데 이 세상은 저 세상 같습니다.

배운 대로 들은 대로 내 할 일만 하고 옆에도 앞에도 안 보는 것 같습니다. TV에서 본 황수관 박사처럼 큰 병에 걸리면 그냥 죽는 날만 생각하시는 것 같습니다.

누워 계시는 사람이 여기 저기 병원에도 많은 줄 알고 있는데 서로 기별도 관심도 뚝인 모양입니다.

자식이 아무리 많이 있어도 소식이 없는데 하는 것 같습니다.

이 무식한 사람은 무슨 병이라도 다 완치된다는 것을 보았기 때문에 이런 말 할 수 있습니다.

원인은 하나인데 원인이 식어 가는데 원인만 살리면 되는 것이지요. 빨리 의료기를 권하고 싶습니다. 캐나다 신문재벌이었던 한 분이 있습니다. 그분은 10년 식물인간이었다가 잠시 깨어난 것 아실 것입니다. 누구든 또 다시 식물인간 될 수 있습니다. 그 분은 바로 그냥 죽음으로 가신 것 아시지요. 아무것도 모르는 세상, 남에게 피해만 주는 세상! 살아서 뭐합니까. 꼭 깊은 이해를 해주어야 할 것 같습니다.

대한민국 양대 산맥 삼성그룹과 현대그룹은 각각 삼성의료원, 중앙병원 등을 가지고 있지요.

두 장수님은 하나에서 백 가지를 알아보시고 온열의료기가 적군이면 초전에 박살내시고, 아군이면 두 병원에서 먼저 화이트 플러그를 꽂아주세요. 돈으로 따질 수 없는 효과입니다. 만약 그렇게 하신다면 많은 사람을 살릴 수 있는 의료기는 세계가 인정하는 의료기계로 영원히 남을 것입니다.

지금도 두 기업은 일류기업이지만, 전 세계가 인류를 알아주는 최초의 인류기업으로 남을 것입니다.

옛날에는 다 온돌방에서 잠을 잤습니다. 저는 직업이 도배라 온돌침대, 옥돌침대, 온갖 돌침대를 다 보았습니다. 돌침대, 옥돌침대에서 생활했다. 10년도 넘게 썼다고 하시는 분도 의료기를 몇 개월 써보시고 피부병, 천식 등 온갖 병이 괜찮다고 하십니다. 자연석, 즉 원석은 원적외선이 안 나온다고 봅니다. 또 척추에 마사지, 마찰을 시켜주어야 소화액이, 진이 나온다고 봅니다. 저는 원적외선 전문가를 만났습니다. 원적외선만이 아무런 고통 없이 우리 몸속에 들어와 열을 낸다고 합니다. 돌도 구운 돌만이 사람에게 이로운 열이 나온답니다.

하나님 고맙습니다

교회에 가자고 하시던 분한테서 계속 전화가 옵니다.

교회고 절이고 무엇이고 말로만 하는 곳은 생각하지도 안 하는 무식한 이 사람도 다시 한 번 생각해보았습니다.

뻔한 일인데도 실행이 안 되는 것은 그냥 넓은 하나님 탓으로 돌립니다. 그냥 웃고 맙니다. 여러 손님에게도 말했습니다. 하도 눈물이 나서 꿈적도 안 해서 무조건 하나님에게 그냥 빌었습니다. 교회가 참 희한한 그곳에 있다고 했습니다.

그곳이 인연이 있나, 무슨 이런 일이 다 있나? 이 생각 저 생각 해보았습니다. 무식한 이 사람은 이해가 안 되면, 증인이 없으면 부모님도 장모님도 말로는 안 통한다는 것 잘 아실 것입니다.

아무것도 아닙니다. 시쳇말에 '꼬리에 꼬리를 문다'고 합니다. '절대 믿지 마십시오'했는데 어떡합니까. 교회 한번 가보았습니다.

그런 교회는 정말 처음 보았습니다.

지하에 있었는데 어디로 들어가야 하는지 모를 정도로 교회는 초라했습니다. 들어가 보니까 여자 목사님과 신도 10여명이 있었습니다. 그들과 인사하고 기도 마치고 여러 신도와 함께 점심을 먹게 되었습니다. 이 이야기 저 이야기 하다 보니 초대 국토부 차관을 지냈던 분도 계셨습니다.

저는 이 지역이 인연이 있는 것 같아서 왔습니다.

25년 전, 이 교회 앞에서 저는 처음 장식업도 했고 며칠 전에 도배일을 했습니다. 좌우지간 이곳이 인연이 있나 봅니다. 그래서 이 교회를 들락날락 했습니다.

지하에서 8년간 고생했다고 큰 교회 도움으로 제법 번듯한 교회로 이사했습니다. 거기서도 목사님은 많은 어려움을 겪으셨습니다. 살림살이를 말하는 것이 아니라 신도 모으기가 참 어려운 것 같습니다. 교회를 운영한다는 것은 참 어려운 일인 것 같습니다.

이렇게 번듯한 교회인데도 신도수가 참 안 늘어나는 것 같았어요.

저의 의료기 장사도 사람이 오지 않아서 망한 것처럼 교회도 썰렁하기는 마찬가지 같습니다.

교회는 또다시 김포 사우동으로 이사했습니다.

그쪽에서 있었던 일입니다. 대단하신 분의 말씀을 안 들을 수가 없지요. 제가 물어 보았습니다. 경부고속도로 공사도 하고, 여기 저기 댐 공사도 하고, 이것저것 토목공사 설계도 하신, 완전히 한국의 국토개발을 주도 하신 분 같았습니다. 살아있는 전설 같았습니다.

경부고속도로 공사를 시작할 때 김대중, 김영삼 같은 야당 국회의원들이 하도 깽판을 부려서 몽둥이로 때려죽인다고 하니 야당 분들이 36계 도망을 쳤다고 합니다.

장로님은 젊을 때부터 교회 충신자라고 했습니다.

박정희 대통령이 부를 때도 예수쟁이였답니다.

그가 청와대를 들락날락할 때 박근혜 대통령은 꼬맹이였답니다.

그렇게 잘 나가셨던 분도 세월이 완전 알거지로 만든 것 같습니다.

아들 처가의 부도로 감투 쓴 값으로 많은 재산도 모자라서 연금까지 몽땅 털어서 아들이 징역살이 가는 것만 겨우 면했다고 합니다.

그리고 남아 있는 재산도 솔솔 부는 봄바람에 날아간 모양입니다. 무식한 이 사람이나 써야 할 사람도 여러 종류가 있다 하는 것 같습니다.

평생을 교회 다니신 분도 참 점잖으신 분도 얼마나 답답했으면 얼마나 괴로웠으면, 짐작이 갑니다. 하나님이 마음이 넓지를 못해서 일까요?

저는 내용을 잘 모르지만 목사님은 내용을 잘 아실 텐데요. 악녀도 마녀도 선악과를 따먹었다고 합니다.

성경책에 나오는 것을 성경책대로 줄줄 하는 것 같습니다.

악녀는 말이 안 됩니다. 법보다 주먹이 가까운데 상대는 남자인데 남자가 힘이 있는데 악녀는 못 봤습니다.

마녀는 TV에서 무속인이 마녀 짓을 하는 것을 몇 번 보았습니다. 이름 그대로 무속인 아무 것도 모르는 나를 속인 줄도 모르는 것 같습니다. 바로 들통이 나는 것을 몇 번 보았습니다.

선악과를 따먹어서 원 죄를 지었다 하는데 선악이란 과일이 있습니까. 선과 악을 어떻게 따먹습니까.

하나님은 할 수 없이 선과 악을 주셨습니다. 발전할 때까지 하면 모를까 하나님도 잘 살 때까지 상대를 만드셨습니다. 하나님도 눈물을 머금고 '경쟁을 해라. 이겨라. 그래야 발전한다.'고 하셨습니다.

나도 모르게 선녀를 악녀로 둔갑시켰습니다. 천사를 마녀로 둔갑시켰다고 하면 모를까 악마는 없습니다. 용서하세요. 마녀 속에 살아도 나는 행복합니다. 나는 행복합니다.

정말 정말 행복합니다.

악녀 속에 살아도 나는 행복합니다. 나는 행복합니다.

"정말 정말 행복합니다."라고 하는데요. 인생은 참말로 모르는 것 같습니다. 인생길은 이미 하나님이 정했기 때문인 것 같습니다. 많은 목사님도 장로님도 여러분도 이 세상에서 도둑놈이라고 듣고 싶은 사람 한 사람도 없을 것입니다.

도둑을 보고 "도둑님!"하고 불러주면 반가워서 도둑질 한 번 더 해줄까 말까 도둑도 게을러서 없어서 도둑질을 했을 뿐입니다. 불쌍한 직업입니다.

강도짓을 하고 싶은 사람 없을 것입니다. 둘 다 먹고 살아야 됩니다. 이해하시고 용서하시고 직업을 주셔야할 텐데 요즘 직업이 너무 귀해서 정부에 대고 "먹고 살게 해주세요." 농성하십시오. 이 좋은 세상에 이제 나쁜 짓, 서로가 간 떨어지는 일할 수 없으니 "마음 놓고 살고 싶은 세상 만들어 주십시오."라며 농성하십시오. 인간 덜된 깡패 짓은 하고 싶은 때가 있는 것 같습니다.

나 깡패다 하고 인간쓰레기 같이 돌아다니고 싶은 때가 있는 것 같습니다. 지금 아이들 크는 것을 보면 어른들보다 마음이 더 큰데 손해가는 짓은 절대 안할 것입니다. 나쁜 짓하다가는 평생 손해 가는 짓을 내가 왜 하느냐고 평생 예쁜 짓만 할 것 같습니다. 그 속에서 이 무식한 사람의 본업인 의료기 말을 안할 수가 없지요.

의료기를 좀 알고 있다는 그분 초면에 저를 보고 "아이고 제자 반갑소." 라고 하더라구요. 참 얼마나 의료기가 반가우면 초면에 제자라고 할까요. 참 우습습니다. 목사님 어머니를 보니까 코끼리 다리처럼 다리가 통통 부어 있었습니다. 늘 말하는 것처럼 이 다리도 간단한 베 덮게 하나로 1년 안에 붓기가 빠집니다.

하나 갖다 드렸습니다. 1년 안에 그 다리가 거의 붓기가 빠졌습니다. 왜 붓기가 빠졌는지 묻지도 않고 놀라지도 않았습니다. 또 저가 야탑에서 의료기 가게를 할 때 딱 한번 목사님의 어머니하고 몇 분이 오셨습니다.

목사 어머님은 지압봉원을 사용하지 않으시고 의료기에 몇 시간 누워만 계셨습니다. 그 치료 한번으로 목사님이 전화가 왔습니다.

오늘 엄마가 3층까지 혼자서 올라 오셨데요. 평소에는 한 계단도 못 올라 오셨데요. 참 거짓말 같지요. 저도 어머님 상태를 아니까 조금만 움직이려 해도 남이 잡아주어야 움직일 수 있었으니까 저도 알고 있었지요. 다음 일요일 저는 교회 갔습니다. 저를 보고 목사 어머님께서 하시는 말씀이 여태까지 치료방법을 몰랐는데 치료 방법을 가르쳐주어서 "하나님 감사 합니다. 하나님 감사 합니다."라고 하시더라구요. 10년을 고생하고 수술을 해도 해도 더하던 몸이 의료기 치료 한번으로 효험을 보신 것이지요. 얼마나 많은 생각을 했으면 그런 깊이 있는 말씀을 할까요. 아예 의료기가 위대하다는 말씀을 하시더라구요. 얼마나 가슴에 한이 맺혔으면 그런 말씀을 하실까요. 그 교회 식구 몇 분은 꼭 의료기 써야 할 사람에게 협박 아닌 협박을 했어요. 병든 어머니 모시고 안 나오시면 저도 교회 안 나갑니다. 목사님이 힘이 들면 손자, 외손자 번갈아 시켜라 해도 그냥 몸이 불편한 여러 식구들도 그것으로 안 나오십니다. 목사 어머니는 1년간 요양 생활 하셨답니다.

완전 사그라진 몸, 치매 끼도 있는 것 같은 그 어머니를 할 수 없이 집에 모셔다 놓고 할 수 없이 두 손을 묶어 놓고 밤 세워 괴로워서 목사 어머님은 신음하는 소리를 들었습니다. 용서하세요. 무서워서가 아니라 더러워서가 아니라 냄새 탓 아니라 사람이 덜된 탓으로 이 저는 어머님 옆에도 못 갑니다. 이 세상을 용서해야지요. 바쁘다는 따님 핑계를 용서해야지요. 어떡합니까. 할 수 없는 내 몸을 용서해야지요.

목사님이 전화하셔서 욕창까지 생긴다고 하셨습니다.

듣는 순간 나는 너무 성질이 나서 "욕창은 들었다 놓았다 하면 바람이 들어가서 또 치료까지 되는데 그것도 이해 못하는 목사님은 목사 자격도 없다"며 얼마나 화가 나든지 목사님을 막 쏘아붙였습니다.

의료기를 어머님 쓰시라고 갖다 드렸는데 왜 가지고 오라 했는지 두 대씩이나 왜 주문을 했는지 의료기가 꼼짝 못하는 신도라 생각했는지 도저히 속셈을 모르겠습니다.

의료기 세 번 쓰고 욕창이 가라앉는다, 낫는다고 하면서 이제서 다음에 의료기 장사 하면 강사로 나서야 되겠다고 합니다.

어떡합니까. 몸이 저렇게 되어 있는데요. 두 가지 중에 한 가지를 택해야지요. 살든지 죽든지 매일 매일이 아니라 24시간 의료기 쓰세요. 침대니까 그냥 주무시면 되는데요. 그냥 쓰세요. 목사님 말씀 의료기에서 떨어질 수도 있고 안 됩니다.

혼자 사시는 목사님! '힘이 부쳐서, 바빠서…….' 그 핑계 이해합니다.

며칠 만에 한 번씩 도우미가 있을 때만 의료기를 사용하신 것 같습니다. 뻔합니다. 중병 환자들은 의료기를 사용하다 안 하다 하면 안 됩니다. 하루에 한번이라도 이틀에 한번이라도 의료기를 사용하지 않으면 틀림없이 의료기가 그 분을 조금 더 빨리 하늘나라로 보낸 것 같습니다. 온갖 병으로 10년 넘게 고생하시는 어머님 여태까지 치료 방법을 몰랐는데 치료 방법을 가르쳐 주어서 하나님 감사합니다. 하나님 감사합니다.

위대한 말씀을 남기신 어머님은 이 세상 최고의 위대한 분이였습니다. 새끼 손 필요 없이 나도 편안 세상 나도 편안 세상하며 돌아가신 것 같습니다.

1월 1일. 목사님이 우리 신도들과 같이 개고기를 먹자고 전화가 왔습니다. 힘들게 일하고 몸이 지치면 보신탕을 먹으라고 하지만 평소에는 잘 먹지도 않는데 갈까 말까 망설이다 진 집사님을 위해 맛있게 장만해 놓았다고 입에 발린 목사님의 인사도 있고 대답도 간다고 하였기에 멀리 김포까지 갔습니다.

개고기를 잘 먹고 처음부터 제자라고 부르던 그 분과 목사님 집에서 하룻밤을 잤습니다. 스승님 그 분하고 내 차를 타고 집에 오는데 스승님이 "제자 네 사무실에 한번 가 보자."라고 하시더라구요.

"무슨 사무실인데요."라고 물으니 "거기는 회원이 하루에 몇 백 명씩 온다. 그런데 지금은 가게 세를 내지 못해서 임시 휴업 상태지만 가게에 우선 3백만 원만 주면 나머지 우리가 번다 제자가 3백만 원을 주면 다시 영업 할 수 있다."라고 했습니다.

"제자가 가지고 있는 의료기 사무실에 두 세대만 설치하면 대박이 터질걸세"라고 해서 사무실에 가 보았습니다.

가보니 사무실은 진짜로 155평의 홀에 의자가 백 개가 넘었습니다. "진짜 회원이 많겠구나." 생각했습니다. 사무실 회원 장부에 1,200명이란 회원이 있고 박근혜 대통령이 추진한다는 영농조합 박근혜 대통령후보 시절부터 모아온 말 한 마디 한 마디 지금은 청와대에서 농림부로 전환되었다는 말까지 사진 그래프가 한 보따리가 있었습니다. 그 스승님이 만들고 싶어 하는 것은 컴퓨터 같은 아이들 장난감 같은, 의료기 제품이었습니다.

좌우지간 나는 그렇게 사람 모으려고 애를 써도 모으지 못했는데, 사람을 모으려고 하루에 몇 백만 원도 아끼지 않고 선전했는데도 단 1명도 오지 않았는데 기회다 싶었습니다. 싼 것만 사먹었지 돈을 겁내지 않습니다. "하나님이 주신 마지막 기회다."란 생각이 들었습니다. "왜 여태까지 이런 스승님을 소개 하지 않았는지?" 목사님이 원망스러운 생각도 들었습니다. 나는 이튿날 계약을 했습니다.

그런데 이상했습니다. 5일이 지나도 그 사람이 그 사람이었습니다.

"왜 회원이 안 오세요."라고 물으니까 "휴업의 상처가 컸던 모양이요. 걱정하지마. 전화 다 해놨으니 막 몰려 올걸세."라고 하였습니다.

그런데 열흘이 지나도 그 사람이 그 사람이었습니다. 스승님과 비슷한 나이의 여자 한 분과 처음 보는 몇 분이 오늘 중요한 미팅을 한다고 임시 주인인 나를 밖에서 기다리라 합니다. 미팅 마치고 나온 그분 말씀 이 큰 사무실에 당신들 가지고는 가게에 보낸다고 투덜투덜 합니다. "무슨 말씀이세요. 나는 회원이 많은데 일주일 만에도 이 사무실 꽉 채울 수 있는데요"라고 말합니다. 저는 사람 오도록 눈이 빠져라 사람만 기다리는데 이게 무슨 말입니까. "내가 이 가게 저 가게 주인입니다. 사람 모시고 올 수 있으면 내일이라도 당장 모시고 오세요."라고 큰소리쳤습니다. 그동안 성질 한번 큰 소리 한 번 안 내고 원망도 안했는데 참으로 성질이 팍 납니다. 스승이고 뭐고 저 여자고 뭐고 막 성질을 냈습니다.

"사람을 데리고 온다 하는데 막다니요. 이 가게가 여유가 있으면 앞 뒤 따지세요. 내일 쫓겨나갈 판에 무슨 여유를 부립니까. 이 가게 내가 주인이지 누가 주인 입니까?"막 소리쳤습니다.

좌우지간 나머지 가게 세를 낼 형편도 못 되는 사람들이 지금 무엇을 하는 겁니까? 이해를 못 하겠어요. 벌써 가게 주인은 나머지 언제 주냐고 전화는 오지요. 참 한 마디로 개판 오분전 같습니다.

왜 불평도 한 마디도 안했나하면요 사람 모으기가 힘든 것을 알기 때문이었지요. 말해 봤자 그렇고 사람은 계산이 있으니까요.

저나 스승님이 처지가 같아서 그랬습니다. 점심때 보니까 스승님은 천

원짜리 막걸리로 겨우 입에 풀칠을 하며 그래도 이 큰 가게를 이끌고 나오신 게 기특합니다.

이튿날 그 분이 50명 정도 회원을 모시고 오셨습니다. 저가 강의에 조금 놀라시는 분도 계셨습니다.

다음날 70명 정도가 오시고 다음은 90명 정도가 오셨습니다. 가게 세 나머지 돈만 있었으면 나머지 가게 세도 제가 냈을 거예요.

그런데 가게 세 안내기 잘했다는 생각이 들었어요. 내가 허락하기 전에는 사무실에서 강의를 못한다. 주인도 아니면서 또 그 손님 회원들이 다 같은 자기 손님들이래요.

나는 도저히 이런 곳에서는 이런 분위기 속에서는 돈을 수천만 원 번다 해도 내일 당장부터 안 나온다고 했습니다. 그러면서 "저 의료기는 가게를 운영할 수 있으면 보태서 쓰세요. 아니면 가져가겠습니다."라고 강경하게 말했습니다.

한 달 가게 세 660만원과 운영비를 어떻게 감당하겠습니까. 도저히 이렇게 큰 비용을 들이고는 운영이 안 된다 는 것을 느꼈습니다.

그래서 며칠 사이 세월과 함께 돈 350정도를 날리고 의료기를 가지고 돌아왔습니다. 건물 주인도 아주 큰 장애자인데도 잡을 병이란 책도 의료기도 쳐다보지 않았습니다. 책과 의료기를 안 보는 현실이 안타까운 것이 아니라 아직도 "세상이 바뀌었다는 다른 생각을 안 하실까. 아직도 돈 일만 생각하실까."라는 생각에 안타까웠습니다. 이름만 들어도 제목만 봐도 저는 무식하게 혼자서 해석하고 혼자서 웃고 떠들고 합니다.

집 이름이 왜 청와대입니까. 무엇이나 여기 오면 다 된다는 뜻 같습니다. 사람이름이 대통령입니까. 말 한 마디면 다 된다 다 통한다는 뜻 같습니다. 왜 옛날 나라 주인 이름이 임금님일까요. 앞에서도 봐도 뒤에서도 봐도 우리 님이다. 가운데 몸은 금둥이라고 임금님 한 거 같습니다.

요 김일성이 같은 배때지가 산만한 인간, 완전 경우도 없는 인간, 전화도 한 통 없는 인간! 생각만해도 화가 납니다. 그래도 그 돈이 남아 있어서 다행이라고 생각합니다. 아니면 책 값 밑천도 날릴 뻔 했는데, 하나님 땅님이 그냥 죽어서 이승에 왔습니다하면 그냥 받아 주겠습니까. "너는 이승도 저승도 못가! 지옥 아닌 활활 타는 불구덩이에 나가서 재테크나 해. 남는 재 뿌리고 오면 받아준다.

기초의학 기초의술의 공로

　기초의학 기초의술이 우리에게 얼마나 큰 도움을 주었습니까? 이 사람은 의학 지식 하나도 없는 놈이니까 이해해주세요. 들은 대로 본 대로 아는 대로 느낀 대로 말씀드리겠습니다.

　홍역, 회충, 요충, 십이지장충, 소아마비, 문둥병, 지랄병 이렇게 큰 병을 기초의학이 기초의술이 다 몰아냈지요. 얼마나 고마운 일입니까. 이렇게 끈이 있는 병, 살아있는 병은 기초의학 기초의술이 다 잡았다고 봅니다.

　기초의학 기초의술이 더하는지 빼는지는 몰라도 말 그대로 신약, 백신 백 가지도 넘을 것입니다.

　저는 "약이 병을 키운다. 약이 사람을 잡는다."하는 말은 맞지 않는다고 생각합니다. 대체의학이라든지 대체의술이 있다 하면 몰라도 그분도 맹목적은 아니겠지만 공격한다는 것은 이해가 되지 않습니다. 의료기를 쓰기 전 제가 느끼는 약효과에 대하여 말씀드리겠습니다.

　허리가 심하게 아플 때 다리 무릎 정강이까지 아팠습니다. 약국에서 주는 약을 먹고 참 거짓말처럼 아픔이 없었습니다. 이렇게 단방 약도 있구나 생각도 했습니다.

그런데 며칠이 지나고 나면 또 아프고 또 아프니 별의별 생각이 다 들었습니다.

"이것은 분명 그 어려운 곳을 약이 찾아가서 방수를 하는구나?"하는 생각도 했습니다.

미국에 유명하다는 의사가 말했습니다. 그분은 "나는 현대의학을 못 믿겠다"고 했습니다. 치료를 해도 해도 안 되니까 그런 서글픈 말씀을 하셨겠지요. 또 의사 한분은 '죽어서는 거짓말 못하겠지'라며 유언을 남겼다고 합니다. 그 말은 의사는 죽어서는 거짓말 못하겠지만 살아서 할 수 없이 환자에게 거짓말을 많이 했다는 말씀 아닌지요. 어떡합니까? 모르는 거짓말로라도 달래나 놓아야지요.

어떡합니까? 아는 말, 참말을 하면 환자분은 기절하겠지요. 생기는 병은, 죽어 있는 병은, 끝이 없는 병은, 약으로는 의술로는 단 한 가지도 못 꺼낸다고 봅니다.

만약, 병이 살아 있어서 약이나 수술이 그렇게 귀찮게 했다면 병도 '도저히 여기서 못 살겠다'며 자기가 알아서 졸졸 기어 나왔을 것입니다. 회충 요충을 보십시오. 회충약 먹으면 회충이 나오지 않나요? 죽어도 안 되는 치료를, 죽어도 치료한다는 것은 이해가 되지 않습니다.

지금도 수술을 하려면 약의 도움을 많이 받고 있지요. 만약에 마취약이 없으면 어떻게 수술 받을 수 있습니까? 수술을 한다고 순간에 정신을 잃게 하는 큰 사고는 못낼 것입니다.

소화가 안대면 소화제를 먹지요, 잠이 안 오면 수면제를 먹지요, 성이 약하다 싶으면 의사하고 상의해서 비아그라 먹지요, 이 아프면 치통약 먹지요, 머리 아프면 두통약 먹지요. 우리는 셀 수도 없는 약을 먹고 삽니다.

기초의학, 의술, 양방한테 큰 도움 받았다고 생각합니다. 참 고맙다고 생각합니다. 양방 없을 때는 우리나라 사람 수명이 평균 40세도 못 넘겠다 합니다. 아이는 안 죽었다고 100일 잔치, 돌잔치 어른도 안 죽었다고 환갑잔치 진갑잔치를 합니다. 기초가 얼마나 중요합니까. 기초 조금이라도 방수를 해놓았으니 얼마나 고마운 일입니까.

그분은 비아그라라는 약을 자시고 '다시 천하를 얻은 것 같더라'고 했습니다. 그분 부인은 '요즘 세상이 이렇게도 좋다'고 더 좋아하셨답니다.

병에 관하여 한 번 더 생각해보면

이 무식한 사람이 병에 관하여서는 무슨 말을 해도 유식한 독자 분들은 한 번 더 생각만하시면 이해가 될 것 같습니다.

이 사람은 항시 말씀드리지만 8년 전부터 증인, 증거가 수두룩합니다. 지금은 빼도 박지도 못할 사진까지 그것도 골라서 말입니다. 건강에 관하여서는 연세 많은 분일수록 건강이 안 좋다는 것을 누구나 다 아실 것입니다.

말 안 해도 연세 많은 분이 건강이 다시 돌아온다면 그것은 말이 필요 없을 것입니다. 예수님도 부처님도 예언만 하였는데도 믿고 따르는 것 같습니다. "불경은 잘 모르지만 그래도 윤회를 한다. 불로장생이다."하는 글은 있지요. 성경에는 정확하게 "죄를 사하여 준다. 몸이 죽지 않고 다시 사는 것을 영원히 믿사옵니다."라 했습니다.

그때는 아무 걱정 없는 시대로 "다시는 사망이 없다. 죽은 사람도 부활을 시킨다." 예언을 했는데 저는 절대 예언자가 아닙니다. 현실에 있는 것을 말할 뿐입니다.

누구도 보지 못한 것을 수많은 사람을 보고 말합니다. 하나도 빼지 않고 하나도 더하지도 않고 본 대로 들은 대로 말씀드립니다.

이전에는 의학박사님도 병에 관하여서는 연주 실험해도 "건강이 상승한다는 것은 다시 건강이 살아난다."는 것에 대해서는 한 마디도 못했다고 봅니다. 그런데 저는 6년 전에도 많은 사람 앞에서 건강을 장담하였습니다. 그때 저는 또 말씀드리지만 "중동에는 석유가 나지만 한국에는 머리카락이 다시 난다. 병을 고치는 것은 아예 누워 떡 먹기보다 더 쉽다."고 많은 사람 앞에서 강의했습니다. 아예 세상 끝을 봤다 해도 아무리 큰 말을 해도 이해 아니면 확인 밖에 할 수가 없을 것 같습니다.

제 예명이 왜 무식인줄 아십니까. 이 세상에서 제일 서러운 것이 무식인데 이제 무식한 사람은 없습니다.

똑똑하시고 천하를 호령했던 부모님도 늙고 병들면 자동으로 무식한 사람 취급을 받습니다. 어떡합니까. 기력이 가물가물한데 여기 있는 것도 저기 있는 것도 찾아드려야 하는데요.

이래봬도 이제는 저도 한문 영어 일어 아랍어까지도 보면 압니다. 속 내용가지 알려면 기계 하나 갖다 대버리면 해석까지 줄줄 나오는 것 같습니다.

저는 진짜로 길치입니다. 어제 갔던 길도 새 세상 같이 보입니다. 길 헤매는 것도 보통 일이 아니지요. 그런데 지금은 길 도사입니다. 기계 덕택입니다.

의료기계 하나 가지고 저처럼 발바닥에서부터 머리카락까지 건강 걱정 안 하는 사람, 건강이 한 단계 상승한 사람 세계에서 저 딱 한 사람뿐일 것입니다. 그런데 사정이 딱 한 사람도 저 딱 한 사람뿐일 것입니다. 허허, 우습습니다.

항시 긍정적이던 저도 8년이란 독신생활을 했습니다. 지독합니다.

세월이 이렇게 지독할 줄은 꿈에도 몰랐습니다.

부인과 아이들 앞에서도 "1년, 늦어도 5년 안에 세상을 발칵 뒤집어 놓겠다."고 큰소리쳤는데 말이에요. 그래도 후회는 안합니다.

깊은 한숨도 쉽니다. 집에서 쫓겨 나와서 혼자 사는 것이 다행이다 생각합니다. 아니면 이 싸움 저 싸움이 있을 텐데 혼자 사는 것을 위안을 삼고 있습니다. 처음부터 지금까지 온갖 생각이 다 듭니다.

온갖 일들이 얽히고설키고 비비 꼬인 것 같습니다.

사람이 세상을 바꾸는 것이 아니라 세상이 세상을 바꾸는 것 같습니다. 어제 같이 궁핍한 세월이 풍요로워졌고 일감들이 우수수 떨어집니다. 어느 아파트 이름처럼 이 좋은 세상으로 바뀌지 않고 풍요롭고 무엇이나 넘쳐나는 세상인데도 궁핍하고 할 일 많았던 예전이 그립다고 하는 것 같습니다. 누구 말처럼 현대시대는 최첨단 시대다 하는 것은 "너무 쉽게 너무 **빠르게** 최첨단 세상이 온 것이 아니라 너무 편안, 할 일 없는 사고 아니면 죽지 않는 직업 세상이다. 사는 것이 평생 취업이다."하는 것 같습니다.

어떡합니까. 죽지 않는 것이 제일 큰 고통이다 하는 데도요.

이전에는 병으로 죽는 것을 어느 누구도 막을 수 없었듯이 이제는 병으로 안 죽는 것도 어느 누구도 막을 수 없는 것 같습니다.

왜 10년이란 세월 무슨 병도 다 완치된다는 것을 알기 때문에 아예 병의 원인을 알기 때문에 말씀드립니다.

너무 쉬운 것을 알기 때문에 10년 세월에 긴말 필요 없는데 누구를 원망하겠습니까. 누구도 원망하지 않습니다.

무심한 세월밖에 원망 못합니다.

무심한 본인밖에 원망 못합니다.

죽음도 불사하는 무심한 본인밖에 원망하지 않습니다.

긴가민가, 설마설마 하는 본인밖에 원망하지 않습니다.

추후로 의료를 떠맡고 있는 의료인도 원망하지 않습니다.

온열의료기는 너무 간단하여서 너무 단순하여서 너무 어려운 병을 "쉽게 그냥 잠만 자면 고치게 된다"고 하니 너무 시시하게 생각이 드는 모양입니다.

이 말 저 말 필요 없이 선착순으로 의료기 써야 할 분들이 병에 걸린 사람들입니다. 그 분들은 죽음을 눈앞에 두고도, 시한부 인생을 받아 놓고도, 의료기 설명 듣고도 들은 체 만 체 병원에 가서 죽었습니다.

가슴이 답답해 죽겠는데 설명 안 할 수가 없지요.

의료기를 탄생시킨 아들의 아버지부터 먼저 말씀드리겠습니다.

아들이 만든 제품이면 아버지가 먼저 가짜인지 진자인지 시험삼아라도 해 봐야지 의료기 장사해서 돈도 수백억 벌었다 하는데 내 아들 장하다 하고 써봐야지 두 번 딱 쓰시고 옆에 있는 사람도 못 쓰게 하시고 아버지라고 무슨 쓸데없는 짓을 하고 있다고 아예 전기코드까지 뽑아 버렸답니다.

여러분들도 도저히 이해가 안 가시죠?

저의 둘째 외삼촌 신당동 항문전문 병원에서 항문을 수술받으시고 병원에서 입원해계신다는 소리를 들었습니다.

병문안 가서 외삼촌의 말씀을 들어보니까 이 말 저 말 끝에 대장암 말기로 시한부 인생이라고 들었습니다.

무슨 병도 아무것도 아니다 하는 것을 아는데 가만히 있겠습니까. 조목조목 이 사람이야기 저 사람이야기에 또 설명까지 항문 쪽에 체온이 떨어져서 피부가 죽어 있으니 그 쪽이 굳어서 힘을 못 씁니다. 피부 살을 조금만 굳어 있어도 힘을 못 쓰는 모양입니다.

풀리면 힘을 쓰는 모양입니다. 병, 그거 아무것도 아닙니다. 의료기 밖에 안 됩니다. 집에 가서 의료기 쓰세요.

따뜻하면 온 몸이 싹 풀립니다.

'알았다'는 소리는 하시지 않고 "암이란다. 참 누구 말처럼 그냥 여기서 죽으란다. 암은 죽는 것이 상식이다."하는 것 같았습니다.

저의 시골 외삼촌은 수년째 힘없는 병(무력증)으로 아무 일도 못하시고 집에 누워만 계셨습니다.

제가 고향에 갈 때마다 외삼촌도 저도 의료기 별로로 봤는데 저는 의료기 효과에 너무 놀라서 이 일도 저 일도 다 팽개치고 의료기에 푹 빠져서 삽니다.

"제가 등신입니까. 저도 허리 때문에 얼마나 고생을 많이 했는데요. 의료기를 사용하고 이렇게 멀쩡합니다. 이런 말 저런 말 하는 것보다 의료기가 집에 있으니까 그냥 한 번 사용해보세요. 따뜻한 게 참 좋습니다."라고 말씀드렸습니다.

외숙모님 말씀이 "외삼촌은 절대 의료기 사용 안 한다."고 했습니다.

명절 때 또 외갓집에 갔습니다.

그때도 외숙모님 말씀이 "아무리 말해도 외삼촌은 의료기 절대 안 쓴다."고 했습니다.

그래서 나는 왜 삼촌한테 성질도 못 내고 큰 소리로 방에 계시는 외삼촌 들으라고 "의료기가 내 몸을 따뜻하게 해주니까 뿌리 없는 병은 다 녹아서 빠져 버리는데 피가 펄펄 끓으면, 혈액순환이 잘되면 있던 병도 나가는데 옛날 할아버지들은 저 아이들은 피가 펄펄 끓는 나이야 저 아이들은 한 창 때야 안 합니까."라며 이런 식으로 안타까워서 해보았습니다.

외숙모님 말씀에 외삼촌은 "의료기 딱 한번 쓰시고 저승길 가셨다."고 합니다.

제 막내 동생 이야기는 다른 페이지에도 썼지만 또 씁니다.

명절 아니고는 거의 안가는 고향에 '동생이 중병에 걸렸다.'는 소식을 듣고 의료기를 가지고 고향에 갔습니다.

암은 수술이 안 된다는 것을 알기 때문에 또 설명합니다.

"예를 들어서 냉장고에 고기를 넣어놓으면 고기가 온도 안 맞아서 고기가 썩듯이 냉동고에 넣어 놓으면 상하지 않고 그대로다. 네 몸도 체온이 떨어져서 그렇다."

사정사정해도 이놈도 아예 묻지도 않고 그때는 반대도 안하고 들은 둥 마는 둥 형이 단걸음에 왔는데도 할 말이 없습니다.

형이 의료기 때문에 멀쩡한 가정도 다 팽개쳤다는 것도 알면서 의료기에서 들락날락하는 것을 보고 그냥 마지못해서 사용하는 것을 보고 너무 성질이 나서 "너 병원 가면 죽어. 암은 병원에서 못 고쳐. 의료기만 사용해."라고 했지만 자기 스스로 병원에 가서 죽었습니다.

네 분을 다시 한 번 정리해 보겠습니다.

이모부님의 자식들이 하나 같이 장동건이 형이라 할 정도로 몽돌이 같이 생긴 얼굴에 하나 같이 학교 우등생인데, 부모는 학비가 말라서 학비를 못 주어서 학교도 그만 중퇴를 했습니다. 본인은 뼈 빠지게 일을 해도 이 모양이라 돈벌기가 얼마나 힘 드는지 생각안하시고 한두 번만 생각하면 "이 세상에 돈은 절대 안 속는다." 생각하셔야지 "작은 돈은 속지만 큰 돈은 절대 안 속는다." 생각 안 하시고 "아들놈이 사람을 속인다. 이 애비는 절대 안 속는다."생각하신 모양입니다.

제가 볼 때 이모부님은 모든 면에 훌륭하시고 양심적인 분 같았는데 홀

훌륭하신 분인지 아닌지 분간을 못하겠습니다.

끝을 봐야지 본인 혼자의 생각은 금물과도 마찬가진데 말입니다. 좌우지간 아버지로서 낙제점 같습니다.

두 분 외삼촌도 두 번째 가라면 서러워할 정도로 순하고 양심적이고 인자하시고 남들한테 인정받는 분들입니다.

의료기 주인도 외삼촌이라고 수천만 원 씩 기부를 했습니다. 의료기 해서 돈을 많이 벌었으니까 그냥 용돈하시라고 편하게 사시라고 의료기 주인이 큰 선심을 썼지요.

의료기 때문에 큰 공돈이 생겼는데 답례도 모르시는 분인지 "의료기 쓰니까 좋더라."란 한 마디 없이 아예 묵묵부답이었습니다. 똥고집인지 외고집인지 옹고집인지 좌우지간 모르겠습니다. 외삼촌으로서도 낙제점 같습니다.

제 막내 동생은 막내라서 그런지 호기심도 많고 붙임성도 있고 활달한 성격이었습니다.

느닷없는 홀린 때문에 "온갖 귀신 다 있다." 방황하고 이놈도 좌우지간 골치 아픈 놈입니다. 형의 사정을 뻔히 알면서 왜 묻지도 않고 형을 나무랍니다.

"의료기가 뭐가 좋다고 형수 조카 다 버리고 혼자 삽니까."라 묻지만 "아니다 아니다."로 끝마치겠습니다.

독자 여러분도 생각하시면 이해가 됐다 안 됐다 하실 겁니다. 이해를 못하실 것입니다. 이렇게 좋은 의료기를 두고 아버지가 외삼촌이 동생이 이러는데 누구에게 무엇을 어떻게 원망하겠습니까.

먼 하늘을 보고 원망하겠습니까.

의료기를 옆에 두고도 안 쓰시고 오히려 부모라고 '아무 쓸 데 없다' 큰

소리만 치시다가 죽음으로 간 사자들을 원망하겠습니까.

　의료기 하나 때문에 어깨 힘도 받고 자식 하나 잘 두었단 소리 듣고도 큰 공돈도 받았으면서 이 분들이 이러시는데 이 무식한 사람이 어디 가서 무엇을 어떻게 원망하겠습니까.

　살아계신 우리 엄마니까 또 한 번 원망해보겠습니까.

　20년 전 병원에서 판정하기를 8가지 합병증으로 수술도 못한다고 했습니다.

　처음에는 신체고 말씀이고 아주 불편했습니다.

　내가 10년만 더 살면 아무 소원이 없겠다고 하셨습니다. 다행히 수동 의료기부터 사용했습니다. 나중에 자동의료기가 나와서 자동으로 교체했는데 중간에 집에 불이 나서 불타고 없는 의료기를 못 쓰니까 도로 쓰러지셨습니다.

　저는 얼른 의료기를 가져다 드렸습니다. 몇 년 동안 의료기를 쓰시고는 "의료기 또 필요 없다."고 하셨습니다. 그래도 지금은 말씀은 완전 정상입니다. 그래도 의료기 덕인지는 모르시는 모양입니다.

　온 천치 사정을 다 아시는 저희 엄마도 "의료기 덕 봤다." 소리 한 번도 안 하십니다.

　저승사자 네 분들은 모두 엄마가 처음 아팠을 때, 네 분 다 펄펄했던 사람들입니다.

　의료기 주인의 설득 부족이 아닙니다. 할 만큼 했습니다. 본인들의 좁디좁은 고정관념 때문입니다. 세상이 넓고 넓은 것은 두 번 다시 생각 안 하니까요. 참 이상하지요. 옛날부터 내려오면 아무 조건이 없었을 텐데, 돈 주고 사는 것도 아닌데 그냥 고정관념이 생기는 것 같습니다. 귀에 못이 박히도록 말을 들으면 세뇌 교육이 되는 것 같습니다.

앞선 사람, 위대한 분이 고정 관념을 버려라 했다하지요. "나이가 들면 내 몸이 늙어 가는 것이 상식이다." 생각하시는 것 같습니다. 상식은 맞는 것 같습니다. 건강은 지식이 아니라 제일 쉬운 상식입니다. 젊으나 늙으나 "재수 없이 내가 왜 이런 큰 병에 걸렸지?"라고 하는 것은 아니라고 봅니다. 원인 모르는 고정관념, 자동으로 들어오는 세뇌 교육을 확인하지 않고는 절대 결정을 못 내린다고 봅니다. 고정관념이 깨졌다 하면, 알면 바로 고정관념 세뇌 교육은 바로 버려질 것입니다.

지금은 건강을 체크할 수 있는 곳은 많다고 봅니다.

어떻게 산 쥐새끼에게 실험한다고 되겠습니까. 죽은 시체를 산 사람하고 비교가 되겠습니까.

먼 예언자를 보겠습니다.

예수님의 성서에는 "죄를 사하여 준다. 몸이 다시 산다. 영원히 사는 것을 믿사옵니다."라 했습니다. 그때는 아무 걱정 없는 시대로 예수님도 예언자 같습니다.

프랑스 예언자 노무라 다무스키는 "1999년도에 세계가 멸망할 것이다."라 했습니다. 저는 이 말이 맞는다고 봅니다. 왜 동서양 문화는 반대다 하였겠습니까. 해와 달은 양력과 음력 같습니다.

하필이면 의료기는 1999년생입니다. 노무라 다무스키는 반대로 들어야 되겠습니다.

또 한국에서는 탄현 스님이 써놓은 『불법 비밀』이란 책을 보니까 2000년 이후부터는 영원한 세상이라고 합니다.

서양은 양력, 동양은 음력을 씁니다. 제가 볼 때, 예수님은 그 때 때가 지났는데도 모르고 사람들이 지나가고 있는 것 같습니다. 또 옛날 잡지책인지 불경책인지 누워있는 미륵 부처가 일어나면 불로 장생시대 극락시대 낙원시대라 했습니다.

또 어느 방송을 보니까 7년 전에 해설자 탤런트 윤주상이란 분, 그 분 말씀 인천에 사시는 어느 분이 꿈이 하도 이상하여서 꿈 풀이 잘하시는 곳을 찾아가서 "내가 어제 저녁밤 꿈에 '조판대'라는 글씨를 보았다. 그 꿈 풀이를 좀 해주시오."라고 물으니 조기에 파서 세우라는 뜻입니다. 하여서 "어디 가서 무엇을 어떻게 해야 하겠습니까." 되물으니 영문도 모르더랍니다.

할 수 없이 자기가 태어난 곳 경북 칠곡군을 찾아가서 내가 이런 꿈을 꾸었다 하니까 여러 동네 주민들 말씀이 "요즘 밤마다 저기 냇가에서 무슨 귀신 씨나락 까먹는 소리인지 밤마다 저곳에서 온갖 울음소리 온갖 소리가 다 난다."고 했답니다. 그래서 이튿날 중장비를 동원해서 그 곳을 파 보았답니다. 그곳에는 누워있는 미륵부처처럼 생긴 긴 돌 하나가 있었는데 조금 짧은 돌 하나를 파내서 세워 주었답니다.

다음날부터는 소리가 안 났다고 합니다.

제가 볼 때 미륵 부처처럼 생긴 돌이 일어선 게 아니라 사람들이 미륵 부처처럼 생긴 돌을 세워주었다고 봅니다. 그때 그말처럼 영원한 세상이 온 것 같습니다.

이처럼 건강도 사람이 알아서 판단해야 될 것 같습니다. 정부는 하루 빨리 국민의 건강을 체크해야 됩니다.

어지러운 세상이 정리되어야 됩니다. 사람도 짐승처럼 건강걱정 안하는 세상이 되어야 합니다. 이 세상은 모든 물자가 넘쳐나는 것 같습니다. 사람은 경쟁 없는 세상에서 살아야 합니다.

옛날 속담에 클 나무는 떡잎부터 알아본다고 하였습니다.

나무도 식물도 거름을 주면 잎이 번들번들 합니다.

시드는 나무도 식물도 잎부터 말라 들어갑니다.

사람도 건강이 상승되면 얼굴부터 표가 납니다.

건강이 하향하면 얼굴부터 표가 납니다.

부작용은 어디서 표가 납니까. 거의 얼굴부터 표가 날 것입니다.

그런데 우리도 의사도 건강 상승을 모르니까 건강이 다시 좋아져도 얼굴이고 피부고 무엇이고 표가 나도 우리는 건강에 대하여 좀 안다고 믿어주는 의사님 "나중에 큰일 납니다"라고 한 마디 하면 생각에 생각이 꼬리를 뭅니다.

한 마디로 의사도 병, 이 암, 저 암에 걸린다고 봅니다.

출처 모르는 유창한 스트레스 받는 의학지식만 수두룩한 것 같습니다. 스트레스가 병이라면 병이 생긴다면 저는 진작에 죽었을 겁니다. 하도 서러움을 많이 받아서요.

예를 들면 못된 남편이나 못된 부인이 패고 스트레스 주어도 말 안하면 오히려 흉 볼까봐 밖에 나오시면 아무 표시 안 냅니다. 학교 선배가 친구가 스트레스 준다고 말 안하면 모르지요. 의료기가 왜 고향에서는 기를 못 펴고 타향으로는 수출이 잘되는지요. 고향에는 낯익은 그리운 사람 타향에서는 낯선 모르는 사람이지요. 거꾸로 돼도 한참 거꾸로인 것 같습니다. 한국 사람이 외국 사람보다 더 무식합니까. 참 이상합니다.

제가 의료기 장사를 해도 또 망한다 생각하는지 보겠습니다.

의료기 나이가 방년 16세입니다. 4,5년을 처음에는 잘 나가다가 지금은 아예 한국에서는 땅바닥을 기고 있는 것 같습니다.

저도 웃지 못 할 꼴로 당했으니까요.

"무슨 물건이요?"

"예, 의료기입니다."

"내 가게를 비워 두었으면 비워 두었지 당신에게는 가게 못줘. 사람들이 양심이 있어야지." 하면서 문을 쾅 닫고 가버리십니다.

왜 아무리 좋은 것도 모르면 그냥 지나가지요. "석유가 펑펑 나던 그 땅도 버리고 석유가 안 나는 다른 곳에 가서 농사를 지었다." 웃지 못 할 미국 사건입니다.

건강이 최고다 하면서 건강을 모르니까 그냥 지나가는 것 같습니다. 또 건강이 아무리 좋아져도 나중이란 말 생각 때문인 것 같습니다. 또 정확한 경쟁 상대가 있는데 기계라고 쳐다보지도 않는 것 같습니다.

붙어보면 하루아침 해장꺼리 게임도 안 된다고 할 것입니다.

옛날 속담처럼 길고 짧은 것은 대봐야 하는데 대 보지도 않고 그냥 말로만 '이겼다, 이겼다.' 하는 것 같습니다.

여러분이 그냥 무조건 동조하는 것 같습니다.

'길고 짧은 것'은 보면 아는데 '안 보이는 곳에 써먹어라'하는 속담 같습니다. 병원에선 더 이상 치료가 안 됩니다.

그런 말씀 듣고도 할 수 없이 아예 바보 취급을 당합니다. 또 의료기에는 긴가민가 설마설마하는 반대파가 있습니다.

의료기 주인 위에 병을 다스려온 병을 감당 못하는 주인이 있습니다.

그냥 믿어주는 그 주인 말 한마디면 의료기 장사 또 망합니다.

의료기에서 구어 놓고 삶아 놓아도 내 몸은 예전보다 훨씬 가벼운데도 믿어주는 주인 한 마디면 또 망합니다.

생각을 바꾸시던지 생각을 다시 하시던지 재어 보시던지 정확한 자료가 있어야 되겠습니다.

옛날에는 이것도 저것도 없으니까 말로만 그냥 넘어갔지 지금은 밤이나 낮이나 먼지 하나도 안 놓치는 기계가 있습니다. 안 보이는 깊은 땅속도 무엇이 들어있는지 기계는 알 것입니다.

어떻게 지금도 옛날에 옛날에 하던 방식으로 쥐새끼를 잡아놓고 실험합니까. 어떻게 죽은 시체를 보고 알 수 있습니까.

의료 분야는 옛날인지 지금인지 구별도 안 하는 것 같습니다. 의사 만이 "제일 잘 깨지는 병을 깼다." 의사만이 "바위 같이 큰 암을 깼다." 소리 전할 수 있나 봅니다.

한국에서는 이미 수년전에 암 완치 이렇게 큰 톱 뉴스가 소문이 안 나는 것을 보면요.

신약 신의술 하나 개발한다고 수년 동안 수만 명에게 임상실험을 한다고 하니 시간과 돈, 그리고 고생이 얼마나 낭비되었습니까.

그리고 신약, 신의술, 임상실험을 한다고 과학자 답이 맞았습니까?

말로만 하는 것 같습니다. 임상실험 통과했습니다. 과학적으로 인증 받았습니다. 수많은 부작용을 아시면서요.

임상실험이고 과학적이고 완전 귀신 씨나락 까먹는 소리 같습니다. 임상 실험할 것이 뭐 있습니까.

"이 세상에서 제일 편안 의료기에서 누워만 있으면 병자는 건강이 다시 살아난다."고 하루 만에 판명이 날 것입니다.

아무리 병이 깊어도 100일 안에 명명백백히 드러날 것입니다. 왜 병자하고 기계하고 비교를 안 합니까.

왜 대어 보지도 않습니까. 왜 경쟁시켜 보지도 않습니까.

분명히 의료에 평생 봉사하셨던 분이 먼저 나서야 합니다. 그래야 남은 체면이 설 것이 아닙니까.

악법을 고쳐보겠다. 평생 고통을 책임지겠다. 결심한 자랑스러운 국회의원님은 자랑스러운 빛나는 일을 해야 됩니다. 악법을 못 고치면 특별법을 만들어야 합니다. 아니면 집안 망신 국가 망신 다 당할 것 같습니다. 옛날에는 죽어주는 시대 같습니다. 지금은 살아주는 시대 같습니다.

걱정되면 법으로 이세 없는 시대, 또 걱정되면 살 필요 없는 시대 삼사십년 전만해도 정책이 '둘만 낳아 잘 기르자.'했지만 지금은 '많이만 낳아라.'고 합니다. 그래도 강제는 아닌 모양입니다. 법은 요랬다조랬다 해도 항시 법무사가 있습니다. 아무리 쉬운 것도 안 보이면 의심이 가는 것 같습니다.

아무리 쉬운 것도 본인이 알아야 이해가 되는 것 같습니다. 처음부터 의료기 장사가 순탄하게 풀렸으면 무조건 망했을 것입니다. 왜 건강도 모르고 아무것도 모르고 진짜 병자가 병이 없어졌는데 멀쩡한 대도 과대 선전한다고 오해를 받을 것입니다.

두말 할 것 없이 의료법이 아니라 의료악법이 있기 때문입니다. 전국에 숨어 있는 이름 없는 명의가 병원비 10분의 1도 안 될 것입니다.

수천 년을 우리나라 전통으로 내려오든 침과 뜸도 자격증 없다고 천하에 명의로 소문난 그 분도 의료법으로 손이 묶였습니다.

굴러온 돌이 박힌 돌을 빼낼 수 있습니까. 사람이라고 볼 수 없는 짓을 하고 있습니다.

또 한의사 양반이 나는 죽는 병도 1년 안에 고친다고 큰소리치는 것을 보았습니다.

그런 말을 한다고 어디에서 어디에서 세 번 고소당했다고 합니다.

시한부 인생, 증인이 있으니까 징역살이는 안 했다고 합니다.

한의사 양반 말 안 듣고 시시한 치료하지도 않고 그냥 죽었답니다.

일본중학교 교사 한 분이 있었습니다. 그 분은 휠체어를 탄 앉은뱅이

신세가 되었답니다. 그런데 '한국에서는 앉은뱅이도 고칠 수 있다.'는 소리 들었답니다. 한국 와서 보니까 일본에서는 온열치료하는 것을 못 보았는데 너무 시시해서 그냥 돌아갈까 생각도 하였답니다.

기왕 왔는데 온열치료를 해보자 하고 시작해, 얼마동안 온열치료를 받고 멀쩡히 돌아갔다고 합니다. 지금 제 처지가 말이 아니어도 주위 사람이 안쓰럽게 생각해도 저는 뻔뻔스럽게도 단 1분 1초도 제가 걸어 온 길 후회하지 않습니다. 부인과 자식 다시 만나면 너무 큰소리 쳐서 미안해서 사과는 하겠지요.

의료기가 가짜이면 그땐 '하나님이 날 속였구나' 생각하지 '병 있는 더러운 세상 두 번 다시 살기 싫다' 생각하지 다른 생각 없습니다. 만약에 부인 주의분 말 듣고 의료기를 포기했으면 저기 모든 분 건강이 다시 돌아온다는 것을 어떻게 알았을까요.

천금만금을 주어도 한 가지도 모를 것입니다.

참 무식한 말도 한 마디도 못할 것입니다.

저는 하나님의 똥고집을 무조건 잘 따랐다고 봅니다.

의료기 길을 막은 누구 한 사람도 고맙게 생각하지 덕택에 많은 것을 배웠다는 생각 외에 다른 생각 없습니다.

누구 말처럼 '쉬운 길도 빙빙 돌아서가'라 하는 식으로 "단단히 준비하라. 사람 아닌 기계한테 더 많이 배워라. 이 상대 저 상대 게임도 안 되는 상대가 많다."하는 것 같습니다.

배 덮개 하나만 덮어도

저는 천하의 불효자식입니다.

아버지가 병석에 누워 계시는데 저는 "하나님이 보내서 왔다."고 했습니다. 병들은 아버지를 보고 너무 반가워서 눈물이 핑 돌았습니다. 얼마나 병을 얕보고 병을 우습게 봤으면 이런 생각을 다 했을까요? 얼마나 내 삶이 서러웠으면 눈물이 핑 돌았을까요.

그 일을 자세히 설명해 드리겠습니다.

2010년 8월 초의 일입니다. '배 덮개' 하나 들고 '혹시나 장사 밑천 구할 수 있을까?'해서 형제가 있는 마산 창원에 갔습니다. 고속버스에서 내려서 형님한테 전화를 했더니 아버지가 삼성 병원에 입원해 계신다고 병원으로 오라고 했습니다. 그때부터 이것은 분명 하나님이 보내서 내려 왔다 생각하였습니다.

저는 40년이 넘게 설이나 추석 아니면 고향에도 형제가 있는 마산에도 안 갔습니다. 무슨 큰일이나 생기면 두세 번 갔다 왔지 아버지 생신 때도 여태껏 한 번도 안 갔습니다. 그런데 어떻게 이렇게 전화도 연락도 없이 딱 맞아 떨어질까 생각했습니다. 병원에 도착해서 병원 측의 말을 들어보니 "수술 전문의 의사가 오늘 여름휴가를 떠났으니 의사가 휴가에서 돌아오는 목요일 날에 수술을 하시든지 아니면 다른 병원에서 수술하세요."라고 하더랍니다. 그래도 아버지는 삼성병원이 수술을 잘한다고 이름이 나 있으니 조금 괜찮다고 견딜 만 하다고 그때 수술한다고 기다린 답니다.

저한테는 얼마나 다행스런 일입니까. 의사가 있으면 수술을 했을 것이고, 의사님이 휴가를 안 갔으면 수술했을 것이고, 다른 병원으로 갔으면 수술 했을 것이니까요. 아마 그때 제가 창원에 가지 않았으면 이런 글 못 쓸 것입니다. 이렇게 딱딱 맞아떨어질 수가요. 저는 어떤 설명을 어떤 변명도 할 수가 없습니다.

형님이 아버지가 어떻게 입원하셨는지 설명해주시더군요. 새벽에 갑자기 아버지가 가슴이 아파 쓰러지셨대요. 그래서 119에 실려 오셨대요. 진찰 결과 폐와 간 사이에 돌멩이가 끼었대요. 저는 그때부터 정색을 하고 "아버지 괜찮으세요? 아버지, 너무 희한한 일입니다. 저를 시험하는 것 같습니다. 저는 의사가 아닙니다. 아버지 이것만 잘 덮으시면 수술을 안 해도 됩니다. 병 왜 생깁니까. 체온이 떨어져서 찌꺼기가 나가지 못해서 그렇습니다. 이것만 잘 덮으시면 저절로 녹아서 대변으로 소변으로 나갑니다. 꼭 덮으세요."라고 말씀드렸습니다.

제가 말씀을 드려도 아버지는 '배 덮개를 덮는다.'는 소리는 안 하시고 '얘가 무슨 귀신 씨나락 까먹는 소리를 하나, 얘가 무슨 헛소리를 하나' 하는 식으로 듣는 둥 마는 둥 하시더라고요.

어떡합니까? 아버지 마음대로인데 말이에요. 배 덮개를 어떻게 어떻게 덮으시라고 말씀드리고 저는 병원을 나왔습니다. 다음날 아버지가 말씀하시길 '밤에 추워서 배 덮게 잘 덮었다'고 하셨습니다. 병실이 추워서 그냥 덮은 거예요. 춥지 않았으면 덮었을까요? 절대 안 덮었을 거예요. '저게 무슨 내 병에 도움이 될까?' 생각하셨을 거예요. 병실이 추워서 다행이었습니다.

그날 우리 동네 옆집 아주머니가 아버지하고 똑같은 병으로 삼성병원에서 수술하셨대요. 깨어나서 시골집으로 퇴원하셨대요. 그리고 다시 집에서 쓰러지셨는데요, 다시 병원으로 실려 오셨더라고요. 가보니까 주무시길래 말도 못하고 인사도 못하고 왔습니다. 그길로 못 깨어나시고 죽었다고 하시더라고요. 참, 참담하더라고요. '저렇게 멀쩡한 사람이 수술 때문에 저렇게 쉽게 저세상으로 가시나?' 하는 생각이 들었습니다. '살리려고 수술했지 죽이려고 수술했나.' 하는 생각이 들었습니다.

절대로 의사 책임이 아니라고 봅니다. 마취의 잘못이라고 봅니다. 체온이 떨어지면 마취제를 이기지 못한다고 봅니다. 같은 병실 아저씨에게 물었습니다. "혹시 무슨 병으로 입원하셨어요." 그러자 "우리들은 모두 암환자요."라고 말하더군요. 3명이였습니다.

저는 타인에게, 특히 환자에게는 바로 접근하지 않습니다. 조심조심 말씀 드렸습니다. "혹시 2008년에 나온 'KBS 생로병사의 비밀'이란 프로그램을 보셨어요? 거기에서 최첨단 의료기 방영하던데 보셨어요?"라고 물었습니다. "왜요?"라고 되묻기에 "거기에서 암 4기도 완치되었다고 하던데요?"라고 말씀드렸습니다. 그랬더니 이름도 안 까먹습니다. 정연 씨가 소리를 버럭 지르면서 "텔레비전이고 뭐고 암환자가 살 수 있다고 하는 사람들은 총으로 바로 쏴 죽여버려야 된다. 내가 암이 다시 재발해서 서울 큰 병원 가서 진찰 받고 여기에 왔는데 무슨 헛소리를 하냐?" 이거에요. 그러기에 저는 "아니 방송에서 그랬어요. 몇 명이 다 완치됐다고 그랬어요."하는데도 그분은 '암환자를 그냥 죽여야 된다.'고 생각하시는 분 같아요. 의사가 '암에 걸렸다'고 말하면 '그냥 좋은 음식이나 먹고 암을 친구 삼아 살다가 가는 거지' 아예 살 생각을 안 하시고 생을 포기하신 것 같더라고요.

옆에 계시는 분은 제 말을 귀담아 들으시고 "어떻게 완치가 되었는데요. 혹시 아는 게 있으면 말 좀 해주세요."라고 물었습니다.

그래서 저는 "그 방송을 유심히 봤습니다. 한 사람도 아니고 여러 사람이 완치되었는데요. 체온 1도만 올려도 면역력이 5배나 증가한다고 했어요. 암은 뜨거운 것을 싫어한다 합니다. 이런 식으로 볼 때 암도 큰 병 아닌 것 같아요 체온만 올리면 암도 다 녹아서 나가는 모양이에요. 다시 정상이 되는 모양이에요. 의사가 그러잖아요. 감기가 더하면 폐병이 되고 폐병 더하면 폐암이 되듯이, 간염이 더하면 간경화가 되고 간경화가 더하면 간암이 되는 식 같습니다. 주의에 의료기 홍보관이 있으면 찾아가세요 체온을 올리는 데는 최고에요."라고 말씀드렸습니다.

그랬더니 그 아저씨는 갑자기 화를 버럭내면서 노무현을 욕하더라구요. "노무현이가 딱 한 가지 잘한 게 있어. 왜요 병원 입원비를 본인부담 20%만 하면 된대요."라고 하더라구요. 지방에서 서울로 왔다 갔다 하는 여비 하며 이 병원의 입원비를 물어 보니까 비용이 어마어마하던데 바보 노무현을 얼마나 씹었을까 생각하니 입맛이 씁쓰레 해집니다. 그래도 저는 죽어도 노무현 편이거든요.

그럭저럭 목요일이 되었습니다. 수술 전에 엑스레이 찍어야 된다고 아버지는 엑스레이실로 갔습니다. 조금 이따가 아버지가 오셨어요.

제가 "뭐라고 그러세요."라고 아버지께 여쭈었습니다.

"월요일에 사진 한 번 더 찍어본다고 한단다."라고 하시더라구요.

저는 속으로 쾌재를 부르며 "그것 보세요. 수술 안 해도 된다고 그랬지요?"라고 말씀드렸습니다.

저는 그 길로 시골집으로 왔습니다. 엄마한테 "엄마, 아버지 수술 안 해도 된대요. 월요일 한 번 더 사진 찍어본다고 아버지는 병원에 계세요."라고 말씀드렸습니다.

월요일이 되자 의사가 하는 말이 정말 '수술을 안 해도 된다'고 말했습니다.

그 전화를 끊고 엄마가 하는 말씀이 "참, 요즘 병원 약이 좋네." 하시더라고요.

참 우습지요? 제가 그렇게 '수술 안 해도 된다.'고 몇 번 씩이나 말씀드렸는데 말이에요. '아무 병이나 수술을 안 해도 나을 수 있다.'고 말을 했는데도 완전히 제 말은 하나도 안 들리는 모양이에요.

저는 어릴 적에 꾀병을 잘 부렸습니다. 학교에 가기 싫으면 '엄마 오늘 배 아프다.'하면 엄마는 '방에 군불 많이 넣었으니 뜨끈뜨끈한 방에서 땀 흘리고 한 숨 푹 자라.'고 하셨지요. 그런데 엄마가 했던 그 소리를 왜 까잡수셨는지 이해가 안갑니다.

우리 아버지와 옆집 아주머니의 이 기록이 마산 삼성병원에 보관되어 있을 거예요. 꼭 확인해 보세요.

땡전 한 푼 없는 이가 저이기 하도 한심해서 자괴감이 들 때였습니다. 때마침 의료기 장사를 할 수 있는 기회가 있어서 '이혼한 아내와 해결살 수 없는 것을 법으로 해결할 수 있을까?'하고 법무사 한장식 님을 찾아갔습니다.

"무슨 일로 오셨는지요."

그 법무사께서 저에게 물으셨습니다.

"예, 제가 이런저런 사유로 이혼을 했습니다. 재산의 10분에 1만이라도 찾을 수 있을까 해서 왔습니다."라고 말했습니다.

그 법무사는 다시 제게 물었습니다.

"왜 이혼을 했어요?"

저는 대답했습니다.

"우습고도 진짜 우스운 일이 있어서 재산도 부인이 주는 대로 부인이 하자는 대로 이혼을 했습니다. 부인은 잘되는 인테리어 가게나 하자고 사정사정하는데도 저는 반대로 이것은 증인만 있으면 동네 장사가 아니라 한국에서도 세계에서도 깜짝 놀랄 일인데 이것은 경쟁할 할 사람이 아무도 없는데 해보자 하면서 서로 사정도 많이 했습니다. 그러다 결국 의견이 맞지 않아서 이혼을 했습니다."라고 말씀드렸어요.

법무사님은 "도대체 우스운 일이 뭐요"라고 물었어요. 그러기에 저는, "세상에 만병통치약은 없지요. 그런데 만병통치약보다 더 좋은 것은 있더라구요."라고 말씀드렸어요. 그랬더니 법무사님도 웃으면서 그러면 "전립선에도 좋은지요."라고 물으시더라고요. 그러면서 "내가 3년 째 전립선 때문에 고생하고 있다."고 말씀하시더라고요.

그래서 저는 "아이고, 그럼요. 그런 것쯤은 병도 아니에요. 3개월만 제가 하라는 대로 하시면 됩니다. 제가 내일 당장 '배 덮개'를 가져다 드리겠습니다. 써보시고 나으면 돈 주시고 효과가 없으면 그냥 물건만 돌려주시면 됩니다."라고 말씀드렸습니다. 그랬더니 법무사님은 "그렇게 효과가 좋다는데 믿을 수는 없지만 하나 가져다 주시오"라고 해서 가져다 드렸습니다.

저는 가끔 그 법무사 사무실에 들렀는데 '낮에는 사무실에서 깔고 밤에는 집에 가지고 가서 덮는다.'며 '열심히 쓰고 있다.'고 하시더라고요.

제가 의료기 사무실에 근무할 때 법무사님이 33일 만에 찾아오셨더라고요. 법무사님은 싱글벙글 웃으시며 의사나리들에게 거침없이 쌍욕을 하시더라고요.

"아이 씨팔, 의사 그 새끼들은 아무것도 몰라. 내가 3년 동안 얼마나 고생고생했다고. 돈은 돈대로 들고……."

유식한 여러분들도 그분 심정이 이해가 되시죠. 저는 그런 소리를 처음 들었어요. '식욕이 땡긴다.'소리는 들어도 '정욕이 땡긴다.'는 소리는 법무사님한테 처음 들었거든요. 법무사님의 싱글벙글 웃는 얼굴이 지금도 눈에 선합니다.

또 한 분은 전립선 때문에 아산병원에서 수술을 하셨대요.

제가 "수술 하니깐 괜찮아요?"라고 물었습니다.

"조금 그냥 그랬다."고 해요. 그래서 제가 자세히 물었지요.

"전립선이 안 좋으면 그것, 정력도 안 좋은데 그것은 어때요?"라고요.

그랬더니 그 분이 "뻔하지. 잘 안 돼."라며 할 수 없이 의사가 '비아그라 반 개씩 먹고 시작하라'고 했답니다. 그래도 영 신통찮고 잘 안 된다고 하였습니다. 제가 그랬지요. "의사가 전립선 비대증이라고 했나요? 의사 말만 풀어 봐도 전립선에 살이 쪘어요. 가는 길에 약한 길에 기름 지방이 끼어있다."고 이런 식으로 말했어요.

"어떻게 의사가 수술한다고 완치가 되겠어요?"라고 되물으면서 나는 간단하게 "칠십대 할아버지도 다시 발기가 돼 다시 청춘을 다시 살면서 '세상사는 맛이 난다.'고 하면 믿겠어요. 우습지요. 전립선, 그거 아무것도 아니에요. 간단히 배 덮게만 쓰면 기름지방 찌꺼기 싹 녹아서 저절로 싹 빠져요. 다시 어린애처럼 바짝 서요. 우리가 어릴 때 정력제 먹었어요? 장가갈 때 비아그라 먹었어요?"고 설명해주었습니다. 그러니까 그 분이 "이해가 간다. 집사람이 요즘 의료기를 쓰고 있는데 요실금이 심했는데 괜찮아졌다. 그러면 하나 갖다 줘. 나도 한번 써보게."라고 하더라구요. 그래서 저는 "예. 써보시고 효과가 있으면 친구한테도 팔아주시고 그때 돈 주세요."라고 했습니다.

그 분이 두 달 써 보시더니 "병국아, 요즘 펑펑 잘 나온다. 어제는 밤에도 새벽에도 했다."라고 하더라구요.

저는 너무 기분이 좋아져서 "그것 보세요. 물길 청소를 잘 해놓으면 물이 졸졸 저절로 잘 흐른다니까요."라고 말했습니다.

그분이 친구한테 소개해서 4장 더 팔았어요. 그 다음 친구는 써보지도 않고 못 믿어서 안 산대요. 누가 이렇게 남의 말을 안 믿는 고약한 세상을 만들었는지 모르겠어요. 만들기는 누가 만들어 약도 아닌 잠깐 핏줄만 세우는 비아그라를 처먹고 '물건을 팔려고 헛소리한다.'고 생각하는 모양이에요.

배 덮개 하나만 덮어도 여자고 남자고 똥오줌 싸는 데는 걱정이 없는데 말이에요.

아이고, 내 팔자야. 8자는 옆에서 봐도 8자 뒤집어 봐도 8자 8자는 못 고쳐!

어느 교수님의 말씀

어느 교수님의 말씀입니다만 13년 전에는 한의사는 의사 취급도 안했다고 합니다. "풀뿌리 먹고, 나무뿌리 먹고 어떻게 병을 치료 할 수 있나, 병 고칠 수 있나?"이런 식이지요. 그래서 한의사는 암 세미나, 병 세미나에 통보도 안했다고 합니다. 그런데 지금은 양방 뺨을 친답니다. 왜요. 한방에선 '이 병도 고친다. 저 병도 고친다. 모든 병을 다 고친다.'고 큰 소리 친다고 합니다. 여러분도 다 아시겠지만 신문광고에 '무슨 병도 무슨 병도 다 낫는다'는 한의원 광고를 보았을 것입니다. 2013년 신문광고에는 '대한민국 국민 여러분! 드디어 암을 잡아냈습니다.'라는 광고가 나왔습니다. 무슨 한의원 또 암과의 이별을 선언한 두 한의사 이야기 『굿 바이 암』 그 분 책 『폐암은 속도 전이 답이다』도 공감이 갑니다. 본인도 틀림없는 답이라는데 동의합니다.

그렇지만 폐암은 온열의료기를 사용하다 안 하다 하면 더 빨리 죽습니다. 계속 사용하면 완치됩니다.

그분은 전직 의사였답니다.

"나도 폐암이라 하니 폐암 1인자도 죽었는데 나도 죽겠구나!"생각했답니다. 그런데 부인이 "의료기를 사용하면 어떤 암도 낫는다."고 하니 억지로 부인의 뜻에 따라 의료기를 사용했다고 합니다.

전화번호도 이름도 몰라도 찾을 수 있습니다.

폐암 이것도 설명해드릴까요. 본 것 그대로 들은 것 그대로 폐암이 심한 이분은 의료기를 사용할 때 폐 쪽에서 고름 같은 것이 한 종지씩 나왔다고 합니다. 겁도 나고 아들이 큰일 난다고 의료기 가게에 못 가게 하였답니다. 조금 이따가 사망한 그분도 폐암이랍니다. 한번 사용하고 나니 옆에 있던 사람이 얼굴이 너무 좋아졌다고 좋아합니다. 한참 이따가 또 사용하시고 옆에 사람이 얼굴이 너무 좋다고 하였습니다.

그런데 또 한참 의료기를 사용하지 않았습니다. 이분도 폐암으로 죽었다고 합니다.

양방 의사님 말씀이 딱 맞는 것 같습니다.

"간암이나 폐암은 수술하면 안 된다. 손도 못 댄다. 수술하면 더 빨리 죽는다."하는 소리를 들었습니다.

지혈을 막아주어야 하는데, 의료기가 손을 댔는데 의료기가 멈추니까 폐나 간이나 지혈인지 혈인지 멈추지 않고 계속 흘러서 제일 편안 저 세상으로 하루라도 빨리 가신 것 같습니다.

서당개 3년이면 풍월을 읊는다고 합니다. 그럴 듯 하지요.

병이고 암이고 죽으나 사나 내가 나을 때까지 정상이 될 때까지 의료기를 사용하셔야 되겠습니다.

어차피 암은 시한부 인생이라는데요 어떡합니까. 죽으나 사나 실험용으로라도 한번 사용해보는 것도 괜찮을 것 같습니다. 의료기에서 죽으면 오히려 남에게 피해주지 않고 복 받은 죽음이라 할 것입니다.

양의나 한의나 절대 욕하는 것은 아닙니다. 남에 탓을 내 탓으로 돌리는 세상은 아닌 것 같습니다. 세상은 너무 밝습니다.

옛날 한의원은 몸보신 한의원이었다고 봅니다.

한의원이 세계로 진출한다고 합니다. 몽둥이한테는 개망신을 당할 것 같습니다.

30년 전에 저는 한의원에 단골로 도배장판을 해주었습니다. 그것도 두 집씩이나 해 주었습니다. 그때 몸에 좋다는 것만 있었지, 들었지 이풀 저 풀이나, 이 나무 저 나무, 풀뿌리만 보았지 수술 도구는 못 보았습니다. 조그만 작두만 보았습니다.

그런데 지금은 세상 모든 병을 다 고친다고 하니 격세지감이 느껴집니다.

내 탓으로. 참 어의가 없습니다. 참 고약한 세상입니다. 참, 약도 아닌 것이, 국회위원도 아닌 것이, 한의원이 고약한 소리를 합니다.

의료사고 없는 의료기 만세!

어떻게 해서 의료 선진국이라고 소문나 있는 미국이 의료 사고가 제일 많은지요?

의료 후진국은 의료 사고가 하나도 없는 것 같습니다.

우리나라 예를 보면 뻔한 의사의 잘못인데도 의료소송을 하면 무조건 집니다. 무조건 환자의 잘못인가 봅니다.

그냥 각본대로 이유 없다고 기각하는 모양입니다.

병원을 가야 됩니까. 안가야 됩니까?

한 마디로 병원 가도 살고 병원 안 가도 살고 병원가도 죽고 병원 안가도 죽는다는 뜻 같습니다.

의사가 하는 일에 두 말 못하게 잔소리를 못하게 하나님이 아예 각서 각본을 정해 놓은 것 같습니다.

그런데도 미국은 선진국이 확실히 맞는것 같습니다.

상대가 있으면 무조건 절대 지는 일은 없다는 것을 보여주는 것 같습니다.

옛날 모를 때는 잘 잘못을 그냥 넘어갔지만 지금은 하도 임상연구나 임상 실험을 많이 해서, 많이 들어서, 많이 알아서 하늘도 하나님도 골치 아픈 모양입니다.

환자가 보호자가 더 많이 알아서 골치가 아픈 모양입니다.

하나님만 쓸 수 있는 무조건을 따지는 모양입니다.

오히려 캐 묻는 것 같습니다. 큰일 났습니다. 캐보면 하나님 잘못도 따지는 모양입니다.

후진국에서는 "하나님이 하시는 것은 무조건이다. 하나님은 실수도 안 한다." 식의 교회식 하나님 행세는 미국에서는 못하는 모양입니다. 각서는 왜 받는데요. 살아도 그만 죽어도 그만 아닙니까?

의사님은 배운 대로 하는 데까지 심혈을 기울이고 수술을 했습니다. 캐 물어보면 의사는 기껏 심혈을 다해 수술해주고 죽으면 그 죄의 덤터기까지 써야 되는데 누가 그 짓을 하겠습니까?

병은 하루가 무섭게 커지고 하루가 무섭게 생기는데 어떡합니까?

젊은 체질은 병이 쌓이지 못하고 나가고, 늙은 체질은 병이 나가지 못하고 쌓이는데 어떻게 멈출 수가 있습니까?

그것을 어떻게 알 수 있습니까? 귀신도 알 수 없습니다.

어린 아이하고 늙은 노인하고 똑같이 사고가 나도 아이는 크면서 저절로 상처가 낫고, 노인은 그 후유증으로 상처는 날이 갈수록 더 심한 것 아실 것입니다.

여러분도 잘 아실 것입니다. 복숭아 못 먹는 사람, 수박 참외도 못 먹는 사람, 나는 밀밭에만 가도 술이 취한다는 사람, 고기는커녕 멸치도 못 먹는다는 사람이 있습니다.

저는 토란이나 고사리는 살짝 맛만 봐야 됩니다.

이런 것처럼 사람마다 체질이 있는데, 마취약이 그것을 어떻게 압니까?

만분의 일이다. 십만 분에 일이다. 하는데도 의료사고는 나지요

의료 사고 없는 의료기를 사용하세요. 다칠 염려 없는 의료기 사용하세요. 의료기 만세입니다! 의료기 만세!

만병의 원인은 저 체온

일본의 의사, 오카다이코의 책 『기적의 혈액 건강법』을 본 적이 있습니다. 대충 책을 보니까 맑은 피는 암도 모든 질병을 정복한다 하는 것 같습니다.

혈액을 맑게 하는 운동, 혈액을 맑게 하는 호흡비법, 혈액을 맑게 하는 마음비법! 한마디로 쓰잘떼기 없는 글만 짜달아 써놓은 것 같습니다. 병에 매달려서, 암에 매달려서, 죽으면 더 편한 세상에 살아서 고생을 하는 것 같습니다.

혈액을 맑게 해도 피가 도는 그 자리만 병이 안 걸릴 것 같습니다. 온몸 전체가 체온이 올라가야 된다고 봅니다. 병 온몸에 다 있다고 봅니다.

일본 의학교수 아보도오루가 쓴 『체온 면역력』이란 책을 대충 보니까 "저 체온이 암에 잘 걸린다. 모든 병 원인은 저 체온이다. 죽은 시체 각 기관 온도를 제어 보니까. 그곳 체온 온도가 더 떨어져 있더라."고 했습니다.

이분의 책을 통해 다시 주목받기 시작한 '암치료법', '온열요법'은 모르고 일본 병원도 암만 치료 하는 것 같습니다. 몸은 치료 안 하고 암만 치료하는 병원은 미국이나 일본이나 한국이나 똑같은 것 같습니다.

　옛날, 아주 옛날 히포크라테스라는 명인도 '내 몸에 열을 발생할 수만 있다면 무슨 병도 다 몰아 낼 수 있다.'고 하였답니다.

　한국 의사님들의 책 제목을 보니까 관절염 하나 가지고 피부병 하나 가지고 안질환 하나 가지고, 좌우지간 무엇무엇 하나 가지고 그 병 한 가지로 책 한 권을 다 채운 것을 보면 대단합니다.

　한 권만 소개를 하면 『암은 없다』는 책의 내용을 보니까 암을 달고 산다는 것이 맞는 것 같습니다. 그 의사님은 암 수술을 열 번도 더 했는데 어떤 의사는 칠팔 번 수술하고도 환자를 잘 돌본다고 합니다. '암은 무조건 재발한다'고 해야 맞는 것 같습니다.

신통방통한 의료기

우리의 소원은 통일이고요 나의 소원은 우리 가족 건강입니다. 한 가지 소원은 말로만 해도 되는 대원(大願)이 아니라, 말 그대로 아주 작은 소원(小願), 통일 같습니다. 이 두 가지 소원은 때가 돼야 이루어지는 것이 아니라 생각만 바꿔도 이루어지는 아주 작고 작은 소원 같습니다.

병 때문에 온 인류가 얼마나 많이 고생하고 싸웠는지요. 그러나 기초 의학, 기초 의술 빼고는 단 한 가지도 병을 못 잡았다고 봅니다. 너무도 많은 인재들이 피눈물 나는 노력 많이 했지요. 너무나 많은 시간을 흘려 갔지요.

건강이 하나님이 내주신 수수께끼 삶의 숙제 같습니다. 건강에 대해서는 아무 것도 모르는 저는 삶의 숙제를 풀었다고 봅니다. 통일도 노력 많이 했지요. 민족에 수난 6.25도 북쪽에서 통일 한 가지로 변명되었다고 봅니다.

노력한다고 해도 한 가지도 이루어진 것이 없다고 봅니다.

조금 이루어 난 것도 위태 항시 불안불안한 것 같습니다.

이 두 가지 소원은 노력도 아니요, 건설도 아니요, 생각만 바꾸면 자동으로 이루어지는 것입니다. 너도 나도 편안대로만 하면 서로 걱정 없이 살 수 있습니다. 내 한 몸, 내 한 나라 건설이 자동적으로 이루어지겠습니다. 한 쪽에서만 통일을 외친다고 통일이 됩니까. 두 쪽이 같이 통일을 외친다고 통일이 됩니까. 이쪽에서는 이리 통일하자 저쪽에서는 저리 통일하자 하는데 통일이 됩니까.

제가 아주 작은 불쏘시개가 같은 불로 불꽃같이 번질래나 통일 불꽃을 한번 붙여보겠습니다.

통일이야 제가 수준 이하라 참견 하는 것도 수준 이하겠지만 봐도 봐도 너무 우스워서 북한이 세계의 조롱꺼리 같고, 골동품가게나 걸어 놓은 조롱박 신세 같습니다.

북한에는 재규어 같은 날쌘 범이 없으나 10.26 같은 전설을 모르시나 연세 많은 어르신도 없나 봅니다. 하도 꿈자리가 뒤숭숭해서 말총, 언총을 한번 겨누어 봅니다.

연세 많은 분이 완전 나이 값도 못하시고 나이도 조막만 한 것한테 완전 꼭두각시 노릇을 하는 것 같습니다. 완전 이치에 어긋나도 너무 어긋났습니다. 저러다가는 별난 씨라고 할아버지 씨, 아버지 씨, 나 씨는 나오지도 않은 뱃속에 든 씨도, 별난 씨라고 종자를 키워서 추종자를 세울 것 같습니다. 또 추대하겠습니다. 연세 많고 점잖으신 분이 '한 마디만 하면 좋은 말할 때 내려와!'하면 '예 알겠습니다.'하고 내려올 것 같은데요. 그 동안 연세도 많으신 여러분 앞에서 항시 죄송하고 송구스러웠습니다. 빨리 자리를 비우겠습니다. 할 것 같은데 말입니다.

저는 관상만 봐도 압니다. 그 아이는 너무 착해서 너무 순둥이라서 스스로 하는 결정은 내 마음대로 못한다고 하는 관상이던데요. 그 아이는 너무 큰 일을 해내지 못합니다. 결자해지는 그 아이 혼자서는 도저히 못

한다고 봅니다. 3대 부자가 없다는 말이 있습니다. 김일성 1대, 김정일 2대 김정은 3대 북한은 아직도 조선입니다. 할애비하고 꼭 닮았습니다. 아니면 전체 회의를 해서 "이 나라는 김일성 할아버지가 세운 나라 아니다. 구 소련 덕택에 너희 할아버지가 앞장을 서서 어쩔 수 없이 할 수 없이 두 동강이 났다."하세요. "구소련도 무너졌는데 우리 혼자서는 도저히 더 버티기는 곤란하다." 하세요.

더 이상 전 세계가 "나이 많은 우리를 빈대보다 못한 인간, 벼룩보다 못한 인간들이라고 수군거린다."고 큰소리 안쳐도 이치에 맞는 말만 해도 알아들을 것 같습니다. 또 아니면 만장일치로 오늘부로 모든 자리를 취소한다 하면 "예 오늘 당장 모든 자리를 취소하겠습니다."할 것 같은데요.

동·서독은 장벽이라도 있었지만 남북은 꼴랑 철조만 하나만 있지요. 독일 통일을 잘 주목하세요. 그냥 통일이 됐지요. 처음에는 그냥 서독이 경제도, 사회 모든 질서도, 사람 아닌 모든 것은 장악했지요. 아예 동독 수뇌분들이 양보한 것 같습니다. 시민들이 하는 것을 도와준 것 같습니다. 지금은 동독 출신의 여자분, 메르켈 총리가 통일 독일을 장악 했지요.

"지금 반쪽을 다스리는 것보다 아직도 젊으니까 좋은 당 만들어서 당당하게 대한민국을 장악해보세요."라고 하는 위인도 없는 것 같습니다. 남한테에 신이 만든 영원한 신제품도 안 보고 싶은지 북한에 신이 만든 지형 지물도 안 보여 주고 싶은지 먼 훗날 후세에게 욕먹을 짓만 골라 하는 것 같습니다.

한번 태어난 세상, 죽으면 뭐 합니까. 다 함께 살아야지요. 시간도 많은데 내 집 네 집을 왔다 갔다 하며 시간을 즐겨야지요.

전체를 봐서라도, 전체를 생각해서라도 내 한 몸은 죽을 수도 있으니 모두가 함께 궐기하세요.

하나라도 다쳐서는 안 되는 통일, 말만으로 되는 통일을 생각하세요. 미루지 말고 하루 속히 말씀부터 꺼내세요.

"통일은 아무 걱정 없는 영원한 대박이다."라고 말씀하세요.

북한에는 위인이 많고 많은 줄 알았는데 다들 저처럼 무식하고 간이 조막만한 사람들만 모여 사는 모양입니다.

"통일은 하나님의 몫이다. 내 목만 아프다. 말도 하기 싫다." 눈치만 서로 보고 있는 것 같습니다.

모르지요. 하나님도 인간이 만든 것을 부러워하는지 국민이 "헉헉, 그래도 참아라."하는지 "통일은 하나님이 시켜 줄때까지 기다리자."하는 식 같습니다. 인간이 할 도리가 아니지요. 통일은 어떻게 해서라도 되겠지요.

지금 창피한 것도, 수치인 것도 후세들은 나중에 다 압니다. 나중에 다 알 것을 창피하다 수치스럽다 하지 말고 하루 빨리 서두르세요. 후세에는 "우리 조상들이 부끄럽다, 창피하다"고 할까봐 걱정입니다. 우리가 누구 때문에 큰소리 치고 있는데요. 남한 때문에 큰 소리치고 있어요. 아니면 미 연합국연합해서 쥐새끼처럼 지하에 숨어 있던 후세인도 죽여 버리는데, 중국도 러시아도 돌아섰는데 한국까지 돌아서면 큰일 난다 하세요

그래도 동족이라고요. 아무리 우방이라도 "피를 나눈 동족 죽이지 말라."고 한 것 아시지요. 동족이 우선이다, 전쟁은 안 된다. 대세는 확실하게 남한 쪽으로 기울어졌습니다. 정대세를 보세요. 어찌됐든 남한에 대통령이 "통일은 대박이다."했으면 "민족에 숙원 사업이다." 했으면 같이 박수칠 생각은 안 하시는 모양입니다.

통일이 되면 "우리의 손해가 막심하다. 지금 남한에 있는 우리는 완전 쪽박 찬다."고 생각하시는 모양입니다.

지금 우리는 "가만히 앉아 있으면 된다. 곤란한 것만 유지하면 호박이

넝쿨째로 굴러들어 온다."하는 식 같습니다.

　서로 밀어내는 것도 아니요. 서로 통일 되는 것도 아니요. 그냥 서로 다 니러 왔다 갔다 하는 것을 보기만 하면 한 집입니다. 장사치가 이것도 팔고 저것도 팔고 손님은 앉아서 사고 싶으면 사고 구경만 하고 싶으면 구경만 하면 되는데.. 왔다 갔다 하면 되는 통일을 왜 지금도 못 사고 못 팔게 합니까. 왜 두 집 다 웃가게 합니까. 여름에 수박 팔러 가게 놔두세요.

　아이들이나 하는 짓처럼 성질나면 "우리 집에 오지마." 지 마세요. 다 큰 어른이 이런 못된 짓을 합니까.

　정치인들은 두 쪽 다 가만히 있으세요. 차렷. 열중 쉬어! 둘 다 입도 꼭 다무세요. 아예 푹 쉬세요. 장사치가 왔다 갔다 하면, 돈이 왔다 갔다 하면 저절로 되는 통일이니 그냥 평생 아무 간섭 하지 마세요. 양쪽 정치인들은 이것저것 따지다 보면 아무것도 안됩니다. 양쪽에서 붙으면, 자리에 같이 앉으면 안 따질 수가 없어요. 아예 정치인은 가택연금 당하세요. 아예 상인한테 맡겨 두세요.

　남한에서 남는 장사해야지요. 남아도는 세계 최첨단이 수두룩한데요. 돈 없는 북한에 팔아야지요.

　돈이 없다 하면 김일성 빼지라도 교환해야지요. 완전 남는 장사 해야지요. 그것도 없다면 시너지 효과라도 보고 간다고 하세요. 북한에 그냥 쌓여 있는 세계 최첨단 시너지 효과가 수두룩 한번 봅시다. 산신령이 만든 신들의 정원이라 하는 금강산도 있고, 물귀신이 만든 신들의 목욕한 천지연도 있고, 향기 없는 모란봉도 있고, 육백만불 사나이가 한 번에 뻑 쓰러지는 지금 없는 평양 기생 빰치는 절새 미인도 많이도 있고, 값만 더 오르라고 안보리는 금은동은 땅 속에 수두룩하고, 쓰잘데기 없는 종이 쪼가리 돈 쪼가리 필요 없고, 제가 볼 때 "북한이 완전 손해다 통이 되면 남한이 큰 덕이다. 막 퍼줘야 되겠다. 무조건 무조건이야 해야 되겠다. 섬은 본토가 주인이라는데 주인도 모르고 여태까지 무단 사용했다. 분명히 북한 땅이 가깝다. 이것부터 챙겨줘야 한다. 무단 사용한 것은 값의 10배 100배 1000배 얹혀서 지불해야 된다. 아니면 땅하고 사람하고 몽땅 주인한테 되돌려 주어야한다."고 생각합니다. 설마 간첩이라고 하겠어요. '반갑소' 하지요. 또 통일에 씨앗이 될 줄도 모르지요.

"나의 소원은 우리 가족 건강입니다."라고 하시는데 말보다도 더 쉬운 건강, 소원 한다고 건강이 이루어졌습니까. 참 소원을 빌기는 잘 비는 모양입니다.

가끔 사찰이나 공원 같은 곳에 가면 종이 딱지 붙어 놓은 것을 보면 90% 이상이 "올해 소원은 우리 집 건강입니다."라고 쓰여 있습니다.

그런데 어떡합니까. 해도 해도 안 됐던 건강인데 소원이라도 해야지요. 건강이 최고인데 무엇인들 못하겠습니까.

저는 이제 건강을 걱정해주는 친구에게 '그 소리는 나에게 욕이다.'라고 합니다. 건강을 시험하고 사는데 건강 장사 때문에 팔불출이라 하는 말도 들어야 하는데 아예 팔방미인 마누라님에게 미움 받아서 토끼 같은 자식, 말 잘 듣는 딸도 못 보고 쫓겨 나와서 시름을 달래고 고독을 삼키고 눈물을 머금고 아직도 집에도 못 가고 독수공방을 하는데, 돼지우리 같은 방에서 혼자 사는 쓴 맛을 보는데, 이렇게라도 아부를 떨어야지 어떡합니까.

혹시 이 책을 보고 집에 들어오라 할지 모르겠어요. '의료기할 생각이면 집에도 평생 집에 들어올 생각도 하지 마라.'하는데 어떡합니까. 혼자 있으니까 남은 음식도 안 버리고, 냄새나는 음식도 팔팔 끓여서 먹어버립니다. 조금 있으면 대변에서 소식이 옵니다. 참 이상하지요. 왜 그럴까요. 속은 참 이상합니다. 상하지 않은 음식은 대변을 하루도 어떨 때는 이틀도 아무 이상이 없는데 그냥 속, 지가 다 알아서 하는 모양입니다. 상한 것은 빨리 속이 배출시키고 상하지 않은 음식은 편안하게 하루 이틀 푹 쉬었다 대변으로 나오는 모양입니다. 한 마디로 건강 걱정은 하나도 안 합니다.

사자도 하이에나도 악어도 독수리도 썩은 고기 먹는 것 보셨지요. 그 족속들도 약도 한 번도 못 먹었을 것입니다. 이렇게 겁나는 건강을 남들은 소원이라 하는데 저는 간땡이가 부어 있을까요.

병 아닌 땀도 장담했습니다. 신통방통하다고요. 땀도 유독 많이 나는 곳도 있고, 아예 안 나는 곳도 있고 한데, 땀도 많이 나는 곳은 덜 나게 하고 안 나는 곳은 나게 합니다. 병도 아닌 이것을 여러 사람 앞에서 장담 습니다.

여기서 한 사람을 소개 하겠습니다. 그 분은 땀이 참 많이 나는 분입니다. 그분 말이 "딸이 나를 닮아서 땀 때문에 시집도 안 간다."고 했습니다. 의료기를 써보니까 땀도 덜 나니 아무리 오자해도 안 온답니다. 의사님 말씀이 딱 맞는 것 같습니다. 땀 구멍이 커서 모공이 커서 땀이 많이 난다고 했습니다.

의료기를 쓰면 흉터가 작아지는 것이 보이니까, 땀구멍도 작아지겠지요. 피부가 촘촘해지니까 이해가 가실 것입니다. 그런데 이것은 설명을 못 하겠습니다. 의사님이 안 가르쳐 주어서요. 그 사람은 더운 여름에 얼굴에 화장을 해도 화장이 하나도 안 지워진답니다. 땀이 하나도 안 낫는데 의료기 쓰고부터 땀이 난다고 합니다. 의사님 어떻게 해서 땀이 나는지 가르쳐 주세요.

이러니 예수님 말씀 딱 맞는 것 같지요. 그때가 되면 아무 걱정 없는 시대가 됩니다.

온돌문화에서 온 의료기

의사선생님의 말씀이 좀 이상합니다.
"살아있는 사람의 병을 고친다."는 건 말이 안 맞는 것 같습니다.
"죽어있는 기계는 고친다, 못 고친다."하는 말은 맞는 것 같습니다.
"살아있는 나무나 식물 같은 것을 살린다, 못 살린다."는 말은 맞는 것 같습니다.
"기계도 아닌 사람의 병을 고친다."는 것은 그냥 이해만 하라는 뜻인지요?
사람을 기계처럼 취급하는 것인지요? 헷갈립니다.
미국에서는 이미 4~50년 전에 온열로 암을 완치했다는 TV를 보았습니다. 또 재발 또 재발, 병원에선 암만 수술하고 몸은 그대로 두니까 또 재발합니다. 무슨 병이고 암이고 생긴다고 봅니다.
2008년 KBS TV에서 방영한 <생로병사의 비밀>에서 최첨단 의료기를 방영해서 "말기 암 환자도 피 한 방울 안 흘리고 암 완치!"라고 방송했고, 2013년 KBS TV에서는 <암이 사라지는 것이 보인다.>고 예고 방송을 하는 것을 보았습니다.

내 살도 이식의 온도가 틀리면 바로 괴사한다는 것 아실 겁니다.

정확하고 너무너무 고마우신 의사 선생님의 말씀에 "몇 미리 몇 센티까지 정확하게 암만 죽인다. 암만 때낸다"고 했지만 불칼인데 옆에 대이면 멀쩡한 살도 장기도 큰일 나겠습니다. 장기 곳곳이 탈나면 혈액순환을 탓하면서 "혈액순환이 잘되면 있던 병도 나간다. 체온 1도만 올려도 면역력 5배 증가 암은 뜨거운 것 싫어한다. 신경에 0.2그램만 지나가도 눌러도 큰 고통을 받는다."고 했습니다.

참 고맙습니다. 의료기 10년 쓰고 보고 듣고 완전 백점 같습니다.

전자파가 나온다. 인간 체온 36.5도가 정상이다. 더 이상의 체온은 뇌 손상을 준다. 이런 고마운 소리 때문에 "의료 선진국도 감히 몸에 직접 체온을 올릴 생각은 꿈도 꾸지 않았다."하는 생각에 "확인만 하시면 바로 확인이 될 것이고, 건강이 바로 확인시켜 줄 것이고, 바로 전 세계 퍼질 것"을 생각하니 한바탕 큰 웃음이 나올 것 같습니다. 무섭고 겁나고 까다로운 병을 "쉽게 쉽게 아주 쉽게 대한민국 온돌 문화가 돈도 안 주고 그냥 찾은 것" 같습니다.

독특한 온돌문화는 세계 어디에도 없는 것 같습니다.

이렇게 쉬운 건강을, 그렇게도 찾기 어려웠던 건강 비법을, 의학박사, 대체의학자, 과학자들이 아무리 연구하고 실험해도 못 찾은 건강비법을 온돌문화에서 찾은 것 같습니다. 좌우지간 고생했습니다.

그렇게도 어려웠던 건강을, "말도 못하는 기계에서 보이지 않은 건강까지 찾았다."하면 다 "미쳤다."고 그래요.

다행히 일반병원도 대학 병원도 의료기를 취급하는 모양입니다. 확인하는 그날부터 알 것 같습니다. 시골 우리 동네 깊었던 쇼 물처럼 물이 확 빠지니까, 큰 구렁이나 이무기, 아무것도 없는 것이 다 보일 것입니다.

천하의 명의

천하의 명의 구담 김남수 옹! 그분의 이름을 들어보셨는지요? TV에서 많이 보셨지요. 그 연세에 몇 번을 TV까지 출연하셨으니 누구도 이유를 달 수 없는 천하의 명의란 이름이 맞지요?

그 김남수 명의가 지은 책 『나는 침 뜸으로 승부한다』, 『침뜸과의 대화』를 보셨는지요?

그분 책을 보니까 현대의학은 손도 못 대는 병을 침뜸으로 온갖 깊은 병도 전보다 낫게 하시는 것 같습니다. 참으로 이렇게 훌륭하신 분을, 연세 많은 분을 어찌 대우는 못 해드리고 치료만 못하게 두 손을 묶는다는 말입니까? 이게 말이 됩니까?

그것이 치료입니까? 사람은 자연과 친해야 오래 삽니다. 자연요법은 완전히 안전한 길이지요

세계인이 뭐라 말하겠습니까? 저도 창피해 죽겠습니다. 유치원 아이나 하는 유치한 짓을 어른들이 할 수 있습니까?

쓰레기 같은 인간들에게 사람이 되라고, 제정신이 돌아올 때까지 죽도록 패서 못 깨어나면 찬물을 뒤집어 씌워서라도 또 패야 합니다. 정신을

차려도 한참을 차려야 된다고 생각합니다. 옛날에는 개 잡을 때처럼, 개 죽일 때처럼 다리 밑에 매달아서 개 패듯이 죽도록 패야 합니다. 그렇게 패야 할 것 같습니다.

악법도 법입니까? 의학법이 아니라 의악법 같습니다. 국회의원은 아예 국회 구더기에 처박혀야 할 것 같습니다.

가만히 있는 것을 보면요. 두말 할 것도 없는 인간애를 무시하는 저 인간들은 그냥 무조건 죄를 주어서 하늘나라로 귀양을 보내버려야지요.

참 평계가 부끄럽습니다. 천하의 명의가 수십 년 동안 박수 받고 하시던 침뜸을, 조금의 위험도 없는 일을, 대대로 이어져 내려오는 전통을 전수는 안 받고 자격증이 없다고 의료행위를 하지 못하게 하는 사람들이 인간입니까? 저것도 인간이라고 저것들이 모이는 의사협회라고……. 참 말이 안 나와 혀를 찰 일입니다. 싸그리 모아서 한방에 보내야 합니다. 안 되면 양방도 같이 가두어서 평생 햇빛도 못 보게 해야 합니다. 내 요것들을 난도질해서…….

천하의 명의 김남수 옹은 "이것도 저것도 필요 없다. 오직 침 뜸으로만 승부한다."고 했습니다. 물론 조그만 흉터는 남지만 피부 미용에도 도움이 된다고 말씀하셨습니다.

한방은 이 뿌리 저 뿌리, 이 풀잎 저 풀잎, 이 침 저 침, 이 뜸 저 뜸……. 실컷 사람이 해놓고 자연요법이라고 합니다.

현대의학의 치료내용을 보면 무식하게 짝이 없는 것 같습니다. 산 사람을 마치 죽은 짐승 잡듯이 칼로 톱으로 자르고 망치로 두드리고, 드릴로 뚫고, 바늘로 찌릅니다. 아예 목수의 연장은 연장도 아닐 것입니다. 좌우지간 대단하십니다. 어떡합니까. 아니면 수술 못하는데요.

저는 수술이고 뭐고 아무것도 옆에도 가지 못합니다.

피 냄새도 못 맡고 죽은 닭도 한 마리 못 잡습니다. 처먹기는 합니다.
현대의학은 수술 자국이 아예 징그럽지요. 흉터자국을 이해는 합니다. 얼마나 고통이 심하면 "산모가 수술하고 싶다."고 할까요. 그 흉측한 흉터자국도 감수하고 평생토록 봐야 된다는 것도 아실 텐데요

그런데 저는 이상합니다. 아기도 낳아 보지 않고 미리 수술 예약이 잡혀 있다는 것이 하나님 게임에 출전하지 않았나 생각합니다. 저는 출전정지를 당한 사람 같구요.

그런데 저의 외할머니는 천하의 산파, 명의였다고 합니다. 산모들이 출산이 힘들다 하면 외할머니는 달려가 모두다 순산을 시켰다고 합니다. 그런데 소는 안 된다고 했답니다. 힘이 부쳐서 안 된답니다. 옛날에는 수술 없었다는 것 다 잘 아실 것입니다. 옛날 분들은 뼈는 진이 나와서 다시 붙는다는 소리를 들었습니다.

나이가 들어 무릎, 허리, 어깨 등에 엑스레이, 엠알에이를 찍어 보니까 어깨에 금이 갔다고 합니다. 다치지도 않았는데요. 그런데 수술하는 것을 보면 좌우지간 이상해요. 본인이 전보다 낫다 하니깐 할 말은 없습니다. 고마운 일이지요

다 아시지요? 탤런트 오미연 씨요. 하나님이 이분은 탤런트라 언젠가 전국에 생방송을 할 날 있을 거라고 했답니다. 순간 사고의 고통을 모르니까, 할 수 없이 하나님도 눈 질끈 감고 보내줬나 봅니다. 그냥 그대로 다시 정상이 되니까 큰 교통사고를 당하지 않았나 하는 생각이 듭니다.

그 분은 임신 중에 큰 교통사고로 다리가 부러지는 큰 중상을 입었다고 하지요. 그런데 자신은 지금 임신을 하고 있으니 태아에게 영향을 줄 수 있을까봐 수술을 안 했다고 합니다. 참 훌륭하신 어머니입니다. 그 방송 보신 분들은 다 아실 것입니다.

의사는 수술을 권하는데도 '미쳤나? 이러다 아이가 다치면 어떻게 하려고?'라는 생각을 했다지요.

그분이 수술을 안했어도 멀쩡하게 나은 것 다 아시지요. 이런데도 의사는 무엇 때문에 수술을 하라고 합니까. 의사들이 은근히, 은연중에 스리살짝 수술을 권하는 것, 수술을 시키는 것은 무슨 속셈일까요. 오미연 씨의 경우를 보면 병원마다 광고를 해야 하는데 광고는 하지 않고 다쳤다 하면 두말할 것도 없이 수술부터 시작하고 보는 것 같습니다.

의사의 양심이 있고 없고를 떠나 수술은 꼭 하지 않아도 됩니다. 그런데 의사가 환자에게 '수술하지 않아도 된다'고 하면 환자분들은 의사를 수술도 할 줄 모르는 등신으로 취급하는 것 같습니다.

외래 환자들은 "저 병원은 수술도 안 해준다. 아예 수술도 할 줄 모른다."고 합니다. 오히려 병신들이 하나님 자식을 보고 등신 바보 취급을 하는 것 같습니다. 세상은 요지경 속으로 흘러온 것 같습니다.

저는 갈비뼈가 3번씩이나 어디에 받혀서 '뚝!' 했습니다. 그런데 저는 '뼈는 붙는다.'는 소리를 들었으니까 그냥 세월만 가라고 조심조심했습니다. 정상이 될 때까지는 큰 숨을 쉬기도 힘들 정도로 아팠습니다.

그런데 100일이 있으니까 정상이 되었습니다.

무식하다고 하나님이 확실히 알 때까지, 아예 날짜까지 정해주신 것 같습니다. 정상을 알 때까지 또 다치고 또 다치게 한 것 같습니다.

보이는 피부는 베이면 다시 붙는다는 것을 보셨지요. 약간의 흉터 자국만 남고 붙는 것을 보셨지요. 이것처럼 뼈도 다시 붙는다는 옛날 분들의 말씀이 맞는 것 같습니다. 뼈는 안보이지요. 뼈도 붓는답니다.

의사가 쓴 한 페이지를 읽어볼까요.

"부러진 뼈는 왜 붙나?

뼈도 재생능력을 갖고 있다.

젊은 사람의 뼈는 노인에 비해 탄력이 있고 잘 부러지지 않는다. 어린 아이는 더욱 잘 부러지지 않는다. 그렇다고 해도 강한 힘이 작용하면 성성한 어린 나뭇가지가 꺾이듯이 끈적거리며 부러져버린다. 부러진 가지에서 양분이 흘러나오는 것처럼 인간의 뼈에서도 혈액이 흘러나와 우선 골절부를 단단하게 메운다. 그리고 골막에서 분비된 뼈를 만드는 골아세포(조골세포)가 작용하기 시작해 뼈를 복구한다.

골절에는 크게 나눠 두 종류가 있는데 하나는 뼈, 그 자체가 부러진 폐쇄성 골절이고 다른 하나는 피부까지도 상처를 입어 뼈가 보이는 개방성 골절이다. 복잡골절은 뼈가 잘게 부서진 것으로 생각하기 쉽지만 정확하게는 개방성골절이고 뼈가 부서진 골절은 수쇄골절이라고 한다."고 일본 사람 안도 유키오가 감수하고 안창식이란 사람이 편역한 책에 나와 있거든요. 둘 다 의학박사입니다.

저의 아버지는 척추수술 후유증으로 허리가 굽었습니다. 자식이라고 아버지에게 큰소리치지 마세요. 산교육은 뒤탈도 없어요. 산교육을 받으러 산에 가지 마세요. 등산삼아 산에 가세요. 그리고 아버지의 산교육을 잘 받아야 평생 사는데 지장이 없습니다.

산교육 잘 받아서 "니나노, 닐리리야. 닐리리야. 니나노……"하시고 죽는 날까지 편안히 사세요.

병 없는 세상에서 똑같이 잘 살 수 있어

'프로도 저렇게 실수를 하는구나' 하는 생각을 했던 적이 있습니다. 세계가 모두 지켜보고 있던 지난 월드컵이었습니다. 말 그대로 행동 그대로 러시아가 우리한테 말도 안 되는 우스운 꼴을 당했지요. 아예 하늘에 계시는 아버지가 연출 하는 것 같았습니다. 존경 받는 분은 이런 우스운 꼴 당하지 말라고 미리 보여 주는 것 같습니다. 호랑이를 잡으려면 호랑이 굴에 들어가라 하는 속담이 있지요. 이 속담은 피하지 말고 확인하라는 뜻 같습니다. 그렇게 무서운 호랑이 생각만 해도 겁나는 호랑이와 싸우라는 뜻입니다. 과학적 속담 같습니다.

의료를 책임지고 있는 의료인도 내 목숨보다 소중한 건강을 의사님이 해도 해도 못하니까 하나님이 보시고 너무 답답하셨나 봅니다.

그래서 너무 쉬운 골, 너무 말도 안 되는 골을 러시아 골대 안으로 우습게 집어넣지 않았나 하는 생각이 듭니다. 이런 뜻있는 속담, 이런 우스운 꼴까지 총 동원해서 써봅니다. 지금은 병원과 의료기의 발달로 사람 속을 훤히 들여다 보는 기계가 있는 줄 압니다. 의사는 확인만 해봐도 지켜만 봐도 '건강에 도움이 된다, 안 된다. 건강이 죽어간다, 건강이 살아난다.'

를 바로 알 수 있을 것입니다.

　병 때문에 이렇게 어려운 세상에 정부관계자나 의학박사, 대체의학자, 국제의학회 등은 모두 꼭 확인하여서 병을 다룬 사람만, 병을 만진 사람만 '병은 아무 죄가 없다.'는 것을 발표하셔야 합니다.

　아직도 현대의학에서는 시한부인생이나 만성병환자들이 죽는다고 말합니다. 사람은 죽을 때까지 병이 있다고 말합니다.

　한방에서는 "지금부터 병은 없다. 암은 빠이빠이다."라고 한다면 이것이 말이 됩니까?

　이렇게 한 입에서 두 말 한다는 것이 말이 됩니까? 있을 수 없다고 봅니다. 죽고 사는 문제를 강 건너 불구경하듯 한다는 것은 살인죄입니다.

　죽이지 못하는 인간을 종신죄에 처해야 한다고 생각합니다. 병원만 믿고 의료장비의 발달만 믿어야 하는 현실이 안타깝습니다. 환자나 보호자가 너무 불쌍합니다.

　TV에서 아픈 프로 보면 너무 안타깝고 너무 눈물이 납니다. 힘 없는 어린 미숙아는 병도 없는데 눈물 콧물을 구멍구멍 다 쏟아 내는 것을 보면 너무 가엾습니다.

　죽어 있는 병원치료가 됩니까? 몸을 살리는 산 치료의 인큐베이트 원리를 동원해야지요.

　아예 병 있는 원숭이를 잡아 놓고 시험해보세요. 지난번에도 광고했는데 이번에도 모른 척 하면 정부와 의사, 언론까지 모두 고소하겠습니다.

　특히 국민에 알 권리 언론이 앞장서야 합니다. 특종이 수두룩합니다.

　어떡합니까? 아무것도 모르고 등신이 여기까지 왔는데요.

　이제는 병신 등신 없는 세상에서 사람은 똑같이 잘 살 수 있습니다. 어떻게 해서 세상에서 제일 무식한 것이 건방지게 현대의학을 죽은 치료라고 말할 수 있습니까?

　하나님이 이름을 잘 알고 부치셨는지요. 지나간다고 과(過), 치과, 안과, 소화과, 가정의학과라 하셨는지요. 말이 스승님이군요. 말씀 하나하나에도 뜻이 숨어있군요.

완전 자연요법

병원 아닌 민간요법, 한방요법을 우리는 자연치유라고 합니다. 그것이 어떻게 자연치유인지요? 그것이 자연 치유이면 온열치유는 초자연치유일 것입니다. 자연은 온도 변화의 한 가지라고 생각합니다. 손도 그 무엇도 까딱하지 않고 한 개만 아니라, 연결되어 있는 전체가 변하는 것이 자연이라고 생각하고요. 자연이 변화하는 원인은 무엇입니까. 원인은 단 하나, 온도 차이일 것입니다. 이 무식한 사람도 아는 자연을 어찌 유식한 사람은 '이 뿌리 저 뿌리'하며 자연을 핑계되고 있습니까.

사람은 모든 기관이 한 몸이지요. 손과 발, 온 기관이 다 붙어있지 떨어져 있는지요. 왜 뻔한 이런 소리까지 해야 하느냐고요? 발바닥에서부터 머리끝까지 온 몸 전체가 좋아진다고 하면 "무슨 그런 말도 안 되는 소리를 하고 있느냐?"고 말합니다. 신체 중 일부만 치유된다면 사람이 살아있는 것이 아니지요. 살아 있는 사람이 혈액 순환이 되지 죽은 사람이 혈액 순환이 되지요?

자연을 봅시다. 식물을 봅시다. 제 철 아니면 됩니까. 철마다 온도가 다른데요. 하우스에서는 사람이 온도를 마음대로 하니까 과일도 그 무엇도 재배할 수 있는 것입니다. 온도만 올렸다 내렸다 하면 제철 아니더라도 무엇이든 다 재배될 수 있을 것입니다.

온열침대도 그런 이치입니다. 완전 자연치유 말입니다. 온열침대는 기능이 두 가지뿐입니다. 체온을 올리는 기능과 척추를 왔다 갔다 하는 지압뽕뿐입니다. 내 몸에 뿌리가 없는 것은 병과 뱃살뿐이라고 봅니다. 체온만 올라가면 뿌리 없는 병은, 한 줌도 안 되는 죽어있는 병은 빨리 빠지고 맙니다만 말 그대로 살아있는 뱃살은 시간이 필요합니다. 살은 살아있으니까, 살을 빨리 빼고 싶으면 먹는 것을 조절하세요. 살에 신경을 안 쓰셔도 장시간 온열침대를 사용하면 살 뺄 필요 없이 필요 없는 군살이 빠집니다.

작년만 해도 건강에는 아무 이상 없다 했는데, 금년에 이상이 생겼다고 하면 의사선생님만 탓할 것입니까? 건강에 이상 없다던 몸이 갑자기 아픈데 어떡합니까? 진찰로도 못하는 꼭꼭 숨어 있는 병을 온열의료기는 찾아내는데 귀신 중에 귀신입니다.

이것을 설명해보겠습니다. 혈액순환이 잘 돼서 그런지, 혈액의 물살이 세서 그런지, 피부가 닳아서 그런지, 피부가 얇아져서 그런지, 약한 염증자리는 신경이 예민한지 기침만 해도 아픕니다. 아예 옛날에 다쳤던 곳도 멀쩡하다 다 나았다고 생각했는데 남아 있던 뿌리까지 캐냈는지 다친 곳은 아픕니다.

처음 의료기 가게 구호는 '아예 아파야 낫는다.'였습니다. 다음에는 어떻게 해야 될까요. 참으면 됩니다. 약을 먹으면 큰일 납니다. 병은 빠져나가야 하는데 약은 방수하는 것이나 마찬가지이니 약을 먹으면 큰일납니다.

이 세상은 모든 것이 온도 차이 하나가 세상을 좌우하는 것 같습니다.

의사님이 처방해주시는 약이라도, 말이라도 한 마디 들었으면 저는 의료기를 쳐다보지도 않았을 것입니다.

먹지도, 바르지도, 치유하지도 않고 잠잘 시간에 온열침대에서 자면 되는데 무엇이 걱정입니까? 시간이 필요한지요. 자리가 필요한지요. 온열침대를 사용하면 내 몸이 더 단단해진다는 것도 느끼실 것입니다.

의료기도 여러 가지가 있지요. 참 우습습니다. 여기 갔다 저기 갔다 재미 삼아, 놀기 삼아 소꿉장난 하는 것 같습니다. 내 건강을 모르니까, 내 건강은 안 보였으니까 건강은 이해해야 되겠습니다. 물을 끓이려면 한 군데서 끓어야 빨리 끓지요. 여기 올렸다 저기 올렸다 하면 데운 물도 다시 식어버릴 것 같습니다.

원리가 그렇지 않습니까? 이치가 그렇지 않습니까? 자기 체중을 기계가 들었다 났다 하니까 무겁고 가볍고 아무 상관이 없습니다. 아무 뒤탈이 없습니다.

연습을 많이 하는 선수가 이긴다고 합니다. 얼마나 온열침대를 오랫동안 지속적으로 사용하느냐가 여러분 병을 고치는 방법의 열쇠입니다.

돼지의 이름을 생각해봅니다. 왜 생명이 있는 것을 돼지라고 이름 붙였을까요? 사람이 잡아먹어도 되지. 키워도 되지. 사람 마음대로 해도 돼지 했을까요? 돼지를 자세히 살펴봅시다. 돼지의 목소리는 꿀꿀입니다. "나는 꿀이요 꿀."하니 인간이 저를 안 잡아먹을까요. 돼지는 인간이 자기를 몰라 볼까봐, 어서 잡아먹어 달라고 '꿀꿀' 합니다.

인간이 최초에 가장 맛있는 것은 꿀이었을 겁니다. 꿀을 발견하고 너무나 좋아했을 겁니다. 사람들은 지금도 맛이 있는 것이 있으면 꿀처럼 맛있다고 말합니다. 돼지의 생김새를 살펴봅시다. 몸통은 크고, 다리는 짧고 온통 먹을 것뿐입니다. 맛을 봅시다. 기름기는 많고, 냄새는 나고 살은 부드럽고 맛도 있기는 하네요. 그런데 왜 또 꼬리는 꼬불꼬불할까요. 그곳은 재미없다고 하지만 참 우습습니다.

그런데도 사람들은 돼지머리를 큰 고사상에 올리고 돼지콧구멍과 입에 돈을 꽂습니다. 이름은 서러워도 이름값으로 "죽어도 사람에게 대표로 돈도 받고 절도 받아먹어라."고 위로하셨나 봅니다. 소는 "이랴이랴, 자라자라, 워워" 말 세 마디만 하면 다 알아 듣는데 왜 '쇠귀에 경 읽기'라는 옛 속담이 생겼는지 아무리 생각을 해도 저는 못 알아소. 모두 헛소리 같소.

아버지가 소를 부리시는 것을 아주 어릴 때 본 생각이 납니다. 앞으로 갈 때는 '이랴, 이랴' 하면 앞으로 가고, 옆으로 갈 때는 '자라, 자라' 하면 옆으로 가고, 멈추어야 할 때 '워워' 하면 멈추지요. 말 세 마디만 하면 다 알아 듣는 소를, 말 잘 듣는 소를, 일 잘하는 소를 무시하고 있어요. 앞으로는 절대 무시하지 마세요.

"너 왜 그러느냐? 소를 좀 본받아라."라고 하세요.

왜 하늘에 계시는 아버지께 묻습니다.

"짐승은 암놈 수놈 확실하게 구분을 지으셨는데 왜 사람은 남자 여자의 크기가 들쭉날쭉 합니까?"

그러면 하늘에 계시는 아버지는 "야 이, 등신아. 아직도 그것도 모르냐. 짐승은 올라타야 새끼가 나오지. 암컷이 크면 수컷이 올라탈 수 있냐?" 하실 것 같습니다. 짐승은 발정기가 와야만 올라가지만 사람은 아무때나 올라가도 되는데 그것도 네 마음대로 네 마누라면 계속 지랄하고 까불어도 되니 날짜도 신경 안 썼다고 하실 것 같습니다. 재미 볼 때 더 보라고 터럭도 싹 깎아놨다고 할 것 같습니다.

옛날에는 닭이 사람을 깨웠다고 합니다. 울 엄마가요. 옛날도 아닌 그 시대를 이야기 하면 지금 아이들은 "아저씨 무슨 계란 알 깨는 소리하고 있어요."할 것 같아요.

"시계가 사람을 깨웠지 시간도 모르는 무슨 닭이 사람을 깨워."라고도 할 것 같습니다. 완전 외계인 취급을 할 것 같습니다.

그런데 닭하고 반대 되는 말이 많은 것 같습니다.

공부 못하는 저를 보고 사람들은 완전 닭대가리 시골 촌놈이라고 했습니다. 닭은 벼슬이 있는데요, 좋은 관직에 있는 사람을 보고 벼슬했다고 하지요. 그런데 닭 알인지, 닭 새끼인지, 어미하고 턱도 아니게 왜 새끼 이름이 병아리일까요. 또 어미 뒤를 삐약삐약 하고 졸졸 따라 다닐까요. 그것도 헷갈립니다.

미국에서는 의사를 닥터라고 합니다. 옛날에는 닭이 사람을 깨웠습니다. 병아리는 삐약삐약합니다. 삐약, 닥터 닭과 병은 무슨 연관이 있을까요. 저는 닭띠입니다. 지금 병을 아는 사람은 저뿐입니다.

병은 하나도 없다고 알린 사람은 저뿐입니다. 온 세계가 다 듣도록 닭보다 더 크게 알려야 합니다. 저는 유식한 인간들에게 '꼭 깨워, 꼭 깨워.' 꼭 일깨워 줄 것입니다.

의사님 말 그대로 저 치료는 나중에 하고 이 치료는 지금 해야 될 것 같습니다. 저는 윗니가 네 개나 빠졌습니다. 그 과정을 말씀드리겠습니다. 저는 충치도 없는데 멀쩡했던 생니 4개가 저절로 빠졌습니다. 의료기를 사용하기 전에는 잇몸에 피도 나고, 잇몸이 아플 때가 있었습니다. 그런데 의료기를 사용하다 보니까 잇몸, 이빨이 더 단단해지는 것을 느꼈습니다. 그래서 야문 것도 더 잘 먹었습니다. 5년 동안은 아무 이상이 없었습니다. 그런데 어느 날부터인가 평소 때는 괜찮은데 음식 먹으면 그때부터 조금씩 아팠어요. 그래도 괜찮겠지 조금 있으면 낫겠지 했습니다. 멀쩡했던 것이 아프니까 죽은피가 빠져야 낫는다 생각하니까 참았습니다. 1년을 참았는데 아랫니뿐만 아니라 윗니까지 다 아프더라고요. 아예 윗니, 아랫니가 다 흔들려요. 특히 제일 안쪽 이가 더 아파요. 음식 먹을 때가 아니고는 전혀 아픈 일이 없었는데, 음식을 먹을 때는 아예 사과도 함부로 못 먹을 정도였습니다. 그래도 아무거나 살살 잘 먹었습니다.

'사랑니는 필요 없다 하는데 사랑니면 뽑자'하고 치과에 갔습니다. 사랑니가 아니라 풍치라며 치료해야 된답니다.

"무슨 소리야, 의료기는 아파야 낫는데?"

그렇게 생각하고 그냥 집에 왔습니다. 일 년 지나니까 음식 먹을 때도 아픈 것은 없어졌습니다. 풍치치료도 안하고 괜찮아졌습니다. 그런데 윗니 4개는 손으로 흔들면 흔들렸습니다. 중간 중간 잇몸에서 죽은피가 빠지는지 잇몸을 보면 피멍이 있었습니다.

피가 빠지게 양치질을 했습니다. 심하게 하면 피가 나왔습니다. 처음부터 치과에서 이 치료를 받았으면 윗니도 멀쩡한 아랫니처럼 괜찮지 않았을까 생각합니다.

죽은 피가 얼마나 독했으면 힘 있는 이빨 뿌리를 상하게 하였을까 생각했습니다. 뿌리 힘이 얼마나 없으면 이빨 하나 무게도 못 달고 있을까 생각했습니다. 아랫니는 저절로 힘을 받는 모양입니다.

경상도 할아버지 할머니들 말씀을 들어보면 그 속에 건강을 이미 말씀으로 표현하신 것 같습니다. 힘들면 '아이고 되라'합니다. '와 이리 되노'합니다. 밀가루 반죽을 할 때 물이 적으면 되다 하지요. 밥도 물이 적으면 밥이 되다 하지요. 이것처럼 본인 몸속을 얘기한 것 같습니다. 또 젊은 사람이 아프다하면 '벌써 가가 병들었나? 병걸렸나?' 합니다. 이것도 '몸속에 병이 들어있다 병이 걸려있다'하시는 것 같습니다.

의사님이 병 꺼내는 것을 보셨지요? 의사님이 몸속은 유연해야 된다고 했습니다. 굳으면 딱딱하며 안 된다고 했습니다.

   정상 간폐는 부들부들 유들유들하다고 합니다. 표면이 매끌매끌하다고 합니다.

3부
아름다운 제수씨

봉이 김선달 같은 세상

많은 분이 부러워하는 의사의 건강 상식이나 건강지식은 요즘 TV보면 완전 빵점 같습니다. 일방적인 반대와 갑론을박이 너무 심한 것 같습니다. 전에는 의사의 말이라 하면 절대적이었는데 요즘은 '안 돼, 안 돼'입니다.

특정 건강식품도 TV프로그램에 나오는 의사들이 홍보를 잘해서 흥하고 홍보를 못하면 망한다고 봅니다.

처음 창업자가 건강을 장담하시든지 오래오래 사시든지 해야 인증을 할 수 있지요. 우리는 건강을 모르니까, 건강은 안보였으니까 울고불고 해도 할 수 없이 이렇게 저렇게 살아오신 것 같습니다.

지금 와서 제가 생각해보면 건강식품은 딱 한 가지만 있는 같습니다.

그것은 인삼 같습니다. 보기만 해도 염라대왕 졸개들이 금방에도 오지 못하게 하는 것인지 검은 천을 덮어 놓고 농사짓는 것이 이상합니다.

인삼은 내 몸에 열을 올리게 하는 성분이라고 합니다.

고려인삼이라 하면 옛날 중국 사람들이 환장을 했다고 하는데 중국 분이 귀신인지 야인인지 여인인지 분간을 못하겠습니다. 좌우지간 우리는 의사님이고 건강심품이고 인삼이고 간에 이 모든 것을 이해해야 되겠습니다.

요즘 TV에서 자주 보시지요. 평생 건강을 배우고 가르쳐온 의사 선생님도 말 못하는 것을요. 아무것도 모르는 양민들이 암을 완치했다며 민간요법인지 식이요법인지 하는 것을 들고 나와 방송을 하지요. 의사 체면이 말이 아니겠습니다.

무엇을 뜻합니까. 암도 나간다는 뜻, 없다는 뜻 같습니다.

의사가 한 일은 완전히 물거품이 되도 그 누구도 고맙다고 해야 되겠습니다. 이것도 저것도 고맙다고 이해해야 되겠습니다.

개똥쑥이 좋다, 개복숭아가 좋다, 쇠비름이 좋다, 와송이 좋다. 갖가지 민간요법이 난무합니다. 이것도 이해해야 되겠습니다.

건강은 먹어서도, 입어서도, 발라서도, 의료기로도 무조건 안 된다는 것, 이것도 이해해야 되겠습니다.

"정육점에도 원적외선이 나온다. 아무 필요 없다."하는 것도 이해해야 됩니다. 약초 캐는 산 마니아들이 저 큰산에서 저 깊은 골짜기에서 캤다. 저 높은 나무 꼭대기에 기어 올라가서 떨어져서 죽을 줄도 모르고 땄다 해도 이해해야 되겠습니다. 먹고 살아야 되니까 홀로 크는 산초 자연을 훼손하면서 홀로 크는 독초를 캐는 것 같습니다. 이것저것 다 이해해야 되겠습니다.

갑자기 봉이 김선달 이야기가 생각납니다. 봉이 김선달이는 아픈 병자에게 병을 고칠 명약이 있다고 하였습니다. 환자가 "무슨 약인지 말해 보시오."하니 '개똥이 약'이라고 하지 않습니까? 김선달은 "그 약이 똥냄새가 나서 그렇지 먹기만 하면 낳을 것이오, 구하기가 힘들어서 그렇지 그것을 먹고 나면 병을 툭툭 털고 일어날 것이오."라고 했습니다. 그러니 환자는 "지푸라기라도 잡는다는데 내 그럼 임자 시키는 대로 하리라. 갖다만 주시오. 돈은 얼마든지 좋소."라고 했고 김선달이는 "산천을 헤매서라도 내 구해오겠소."라며 3일 동안 쿨쿨 자다가 제 똥 한보자기 싸서 "어렵게 어렵게 구해 왔소이다. 냄새가 지독하니 지독한 마음먹고 밤에 누구도 몰래 꿀 한 숟가락 약한 숟가락 한꺼번에 다 잡수시오."라고 했답니다.

환자는 "내 그렇게 하리라."라고 말하고 똥냄새 취해서 꿀에 취해서 3일을 쿨쿨 잤더니 병이 온데간데없이 벌떡 일어났다고 합니다.

한의학에서 전설처럼 내려오는 동의보감! 누구한테 동의를 받았는지 누구한테 동의를 얻었는지 참 이름 좋습니다. 뭐라 하면 동의보감에도 쓰여 있더라. 어디어디에도 좋다 하는 것이 동의보감에 쓰여 있더라. 방대한 동의보감 의서, 방대한 저서에 저작권료 내야 되겠습니다.

석가모니도 보리수나무 그늘나무 밑에서 생과 사를 많이 생각하신 것 같습니다. 아무리 깨우쳐도 한 개도 못 찾았다. 이 세상 정법은 없다. 해탈은 없다. 해탈을 못했다. 죽음은 있다 죽음은 없다.

생과 사는 그냥 돌고 도는 윤회입니다. 우리네 조상들은 "그냥 살생하지 말고 살자. 간음하지 말고 살자. 누구나 '나무'를 외우며 살자. 나무관세음보살. 나무관세음보살……."하며 살자고 했습니다.

건강은 하늘에 계시는 아버지도 철저하게 안 보였으니까요. 누가 알까봐, 안 보는 일급비밀로 붙여놓은 것 같습니다.

건강이 보였으면 의학 연구 실험 할 것도 없이 아주 옛날부터 건강을 찾았겠지요. 아주아주 깊은 이해해야 되겠지요.

먹을 것도 집도 없는데, 발전도 없는데, 피임약도 없는데 사람이 사자 신세가 되면 큰일 나겠지요.

물 열길 속은 알아도 한 길 사람 속은 모른다는 옛날 말이 딱 맞지요. 사람 속은 길도 없는데 사람 속을 어떻게 알겠어요.

그런데요 몸속에는 소리통이 있어요. 그것처럼 건강도 하나님이 찾지 못하게 온몸에 헤쳐 놓았는데 어떻게 찾아요. 사람 아니 기계 밖에 못 찾아요.

이 무식한 사람은 한 가지도 무엇이고 배운 게 없습니다. 그런데 돈 받고 하는 것은 타고난 기술자입니다.

너는 하나도 배우지 마라. 내가 다 가르쳐 줄게 했기 때문에 돈 주고는 하나도 안 배웠습니다. 초등학교도 돈만 갖다 준 것 같습니다.

그런데 사람이면 배울 필요도 생각도 안 했을 것입니다. 기계이기 때문에 마음 놓고 기계한테 배웠습니다. 하도 많이 배워 알기 때문에 의사나 하시는 일에 한 번 뛰어 들어볼까 합니다.

제가 볼 때 0점에서 100점 드리고 싶은데 치료가 한정이 되어 있는 거 같아서 50점으로 낙찰합니다.

한국말로 피다 피다 하는 식으로 PRP 주사 치료는 하도 똥개 같은 개똥같은 인간들이 들들 볶아서 그런지 프로가 하는 것처럼 프롤로 주사로 약자도 병자도 다 고친다 하는 것인지 모르겠습니다.

TV 자세히 보니까 들어보니까 그 분도 증인이 많던데 환자분이 수술 몇 번 했는데 재발 재발해서 프롤로 주사, 즉 자기 피를 한 번 두 번 세 번 맞고는 이제 괜찮다고 합니다.

어디가 다쳐서 수술했는데 재발 재발하여서 프롤로 주사를 맞고 "괜찮다 몇 년째 재발도 없다."고 말씀하시는 것을 보았습니다. 좌우지간 놀라운 효과 같습니다. 완전 준 자연 치유 같습니다.

다른 치료는 의사선생님이 말씀하지요. "연골 부위에 쇠를 박았다. 연골대신 고무바킹을 넣었다. 고무호수를 연결했다."고 하지요.

프롤로 주사는 간단하지요. 또 회복기간 필요 없다 하지요. "프롤로 주사는 자기 피를 아픈 곳에 한 번 두 번 세 번만 주사 맞아도 잘 움직인다. 아프다 소리 하지 않는다. 몇 년이 지나도 재발도 없다."하시는 소리 들었지요.

생각해보세요. O형, B형, A형이 필요합니까? 간단하게 뜨거운 본인 피를 아픈 곳에 또 쏟아 부어주면 혈액 순환이 잘되겠지요. 전보다 그 부위가 엄청 뜨거울 것이고 체온이 올라가겠지요. 찌꺼기는 빠질 것이고 굳은 물렁뼈는 다시 물렁물렁 하겠지요. 그러면 아프던 곳도 움직여도 안 아프겠지요. 이해가 되시지요.

그 분은 의사인데도 전국에 확산이 안 되고 있는 것 같습니다.

TV에서 그렇게 자세하게 설명까지 잘하시던데, 환자분들이 의사에게 몸을 맡기는지? 환자 분들에게 의사가 겁을 주는지? 왜 그렇게 간단한 치료가 준 자연 치료가 온 세계 확산이 안 되는지? 저도 의심이 갑니다.

사람한테 의로운 일 하신다는 의사가 의사의 이름도 까먹고 지금도 "옛날처럼 배고파 못 살겠다. 황소라도 잡아먹자. 죽기 전에 살길 찾자."며 최고 지식의 의사들 눈에 살기가 빙빙 도는 것 같습니다.

모르는 것도 알고 나면 쉽구나. 아무것도 아니구나. 천재가 아니면 의사직업을 딸 수가 없다고 봅니다. 하루 빨리 서둘러서 이런저런 사태가 없게 긴급 조치가 필요한 것 같습니다. 의사가 피를 볼 수 있습니까. 이것은 전체 피해입니다.

이 세상 건강이 삶의 질 중 50% 이상을 차지할 것입니다.

10년 공부 나무아비타불 될 것 같습니다. 의대생 지원자는 미달이 아닙니다. 아예 포기할 것입니다. 총망 받는 천재도 의대 재학생은 맞지도 않았는데 바로 중퇴하고 말 겁니다. 부러워하는 의사 직업은 바로 휴직하고 말 겁니다. 국민연금도 의료비도 돈이 항시 부족해하기도 하고 건강을 죽을 때까지 장담하니까 국민연금이고 의료비고 걱정 못합니다.

저는 12년째 약국도 병원도 한 번 안 갔습니다.

사과가 있어도 못 깎아먹는 등신 바보

　1972년부터 제가 잠자는 가게에는 TV가 있고 전화가 있었습니다. 지물포에는 포장지와 재단지, 그리고 잡다 한 것 많았습니다. 옷 포장지와 재단지를 사러 여종업원들이 많이 왔습니다.
　장사가 끝나고 셔터문을 닫았는데도 여종업원들은 저희 가게에 왔습니다. 포장지나 재단지 사러 오는 것이 아니라 고향에 집에 전화 좀 한다면서 살짝 들어옵니다. 핑계도 좋습니다. 그때는 전화가 귀할 때였지요. 장사가 끝나면 공중전화를 가게 안에 들여놓았습니다. 어떤 아가씨들은 "아이, 방이 참 따듯하다."하면서 들어앉아 TV를 봅니다. 시간이 늦었는데도 가지 않습니다. '이제 자야 된다'면서 가라고 해야 그때 갑니다.
　그녀들은 내일 또 옵니다. 지금 생각하면 인물도 반반한 아가씨들이었던 것 같습니다. '내 몸매가 어때서, 내 얼굴이 어때서?'라는 식으로 뽐을 내며 오는 것 같았어요.
　1979년도에 도배 가방 하나만 달랑 들고 제주도에 갔습니다. 풀칠하는 아주머니는 "우리 아저씨는 잘 안아 주지도 않는다." "그것이 그렇게 정력에 좋대요." 등 계속해서 찐한 그 얘기만 합니다. 그 분 남편을 보니 참 볼

품없고 서글퍼 보이고 힘이 없어 보였습니다. 반면 아주머니는 상냥하시고 활기찼으며 괜찮은 얼굴이었습니다. 젊은 저를 보니 저절로 헛소리가 자꾸 나오는 모양입니다. 달포 정도 일을 같이 했습니다. 저는 그저 "예, 예, 예!" 대답은 참 잘했습니다.

저도 결혼을 했습니다.

한 번은 친구 부인도, 제 부인도 같이 있었는데 "무식이 아빠처럼 큰 가슴에 한번 안겨보았으면 좋겠다."라고 실수 같은 말을 하는 것이에요. 저는 그분의 남편보다 새가슴인데도 말이에요. 나도 모르게 하나님이 시키면 불쑥 실수도 하는가 봅니다. 남편이 더 미남인데요, 하는가 봅니다.

한번은 도배를 하러 갔는데 조수 아주머니가 누구 말따나 팔방미인이에요. 아니 얼굴 보니까 노가다 같은 것은 체질에 안 맞을 것 같은데요. 우리 아저씨가 중령으로 예편했는데 증권투자를 하다가 쫄딱 망했대요. 하는 수 없이 도배 풀칠을 배워서 연락 연락으로 일감을 따오면 기술자 아저씨들이 일의 양이 너무 많다며 일을 안 하고 그랬나 봐요. 그래서 골치가 아팠던 모양이에요.

제가 그 아주머니랑 만나 도배를 하던 그날도 일의 양이 많았어요. 그런데도 저는 아무 말 없이 깨끗하게 도배일을 끝내주니까 그분은 내게 "완전 오늘 아저씨한테 반했다. 일을 너무 잘한다. 원한다면 엔조이도 할 수 있다."고 하더라구요. "아무리 친구라도 소개라도 견적이 비싸면 하겠어요. 다음에도 꼭 부탁 좀 합니다."라고 말했어요. 그래도 저도 남자라고 그 소리 들으니까 기분이 좋아지더라구요.

집에 가서 아내한테 "엔조이가 무슨 뜻이야?"라고 물었습니다. 아내의 말이 "뭐 여러 가지 있대요. 일 같은 것을 짜 맞추는 일도 있고 남녀 간에 엔조이도 있다."고 합니다.

그때 저는 아무 생각 없이 "자기 나한테 시집 잘 왔다. 왜 나보고 어떤 여자는 엔조이도 할 수 있단다."라고 말했습니다. 그랬더니 '그 여자 미친 나 보다.'라고 할 줄 알았는데 "자기가 무슨 소리했길래, 무슨 행동을 했길래 그 여자가 꼬리를 치느냐?"며 막 성질을 내며 화장실까지 따라와서 말도 아닌 것을 막 따지는 거예요. 마침 옆 집 아저씨가 와서 "별것도 아니네."라고 해서 겨우 진정됐지요. 좌우지간 혼났어요.

며칠 후 아침, 딸아이를 유치원에 보내주고 집사람 친구가 같이 커피 한 잔 한다고 왔어요. 셋이 같이 커피 먹으면서 그분이 하는 말이 "무식이 아빠가 사랑을 하자면 나는 할 수도 있다. 그런 세상이 왔으면 좋겠다."하는 식이으로 말했어요. 부인도 있는데 참으로 속마음을 솔직한 마음을 보여 주는 것 같았어요.

'그게 뭐 어때서?' 하는 식 같았습니다. 저는 할 수 없이 씩 웃고 말았습니다. 멀쩡하면서 돈도 우리보다 100배도 많으면서 내가 생각할 때 아무 걱정 없이 사는데도 아무 생각 없이 말씀 하신 게 아니라 마음도 우리보다 100배 이상 넓은 것 같습니다.

야탑동에서 잠시 세람젬 의료기사업을 할 때 이야기입니다. 얼굴도 예쁘게 생기고 세련된 여자 한 분이 오셨어요. 이야기를 나누다 보니까 대학을 졸업하고 아버지 일을 돕다 보니까 아버지는 돌아가시고 아직도 시집도 못가고 사업을 물려받아 운영하고 있대요. J관광 사장님이시더라고요.

그분이 '의료기가 참 좋다.'면서 계속 오셨어요. 동생이 '의료기를 안 판다'고 하니 할 수 없이 장사를 철수하고 가까운 오피스텔로 이사했습니다.

그 관광회사 사장님은 '의료기가 너무 좋아 잘 쓴다.'며 자주 오셨어요. 그녀가 그러더라구요. "이제 나도 가정을 꾸리고 싶다. 된장찌개 김치찌개를 끓이고 싶다."라고 하길래 저도 "아이, 그럼요. 그렇게 하셔야지요."라고 맞장구를 쳤지만 저는 맛있는 것을 얻어 처먹기만 하고 단 한 번도 살 줄을 몰랐습니다. 또 '이 똥대가리 같은 놈이 책 쓴다'고 등신이 꼴깝 떤다고 생각하실지는 모르겠지만, 그 좋은 분은 지금 생각하면 꿈에서나 볼까 말까 한 분이었던 것 같습니다. 옷깃만 스쳐도 인연이라고 하는데, 목소리도 너무 상냥한 분이었는데 저는 그분을 못 오시게 했습니다.

무슨 변명이냐고요? 저는 무슨 생각인지 도저히 이해가 가지 않았습니다. 그렇게 좋은 기회를 놓치다니요. 그 많은 시간을 단 둘이서 보내면서 말이라도 해봐야 됐었는데 말이에요. 분당의 공주님들이 '진 사장을 좋아하는 것 같다'고 옆에서 귀띔도 해주었는데 여자는 '아무리 돈 많고 아무리 예쁘게 생겨도 여자 나이 50이 넘으면 똥값이다.'라고 말합니다.

"진 사장이 어떻게 확 해버려. 확 따먹어버려." 귀띔도 해주었는데 어찌 그렇게 좋은 기회가 그냥 지나쳤을까 지금 생각해보면 후회가 됩니다. 그러나 그때는 제가 사랑에는 깜깜 무소식이라 도저히 그런 일이 있을 수 없다고 봅니다.

그녀의 집에도 가보니까 아파트 평수가 72평이라고 하더군요. 저는 그 관광 사장님이 오신 첫날밤 꿈도 꾸었습니다.

시골 우리 집 마당에 호박이 넝쿨째로 굴러들어와 있더라고요. 그런데 저는 "이제 의료기 일이 잘 풀리려나?" 생각했지 다른 생각은 꿈에도 생각 못했습니다.

이건 다른 이야기입니다만, 『잡을 병』 책 때문에 의료기 가게의 원장으로 취직을 했었습니다. 그때 실장님이 저한테 참 잘 대해 주었습니다. 실장님 남편도 만나 보았습니다. 소방서 소장님이라고 하였습니다. 인물도 체격도 완전 사내대장부다웠습니다.

그런데 애석하게도 10년째 류마티스 관절염 때문에 고생한다고 하였어요.

그분도 의료기는 절대 안 쓴대요. 약은 달고 사시고 병원출입만 한대요. 저는 그분에게도 의료기가 최고라며 아예 류마티스에 대하여 설명까지 해주었습니다. 실장님은 인물도 달덩이처럼 예쁘고, 상냥하시고, 센스 있고 세련된 자태에 무엇 하나 빠지는 데가 없어 보였습니다.

이것저것 따져보면 저한테 잘해 준 것이 한두 가지가 아닙니다. 어떤 때에는 '그냥 외롭고 괴로워서 집에서 혼자서 술만 잔뜩 마시고 잔다.'고 하더라고요. 저는 아무리 보아도 아무리 들어도 사랑은 모르겠더라구요.

하루는 강의할 때 "나쁜 것은 말할 필요도 없고, 좋은 것은 말을 해야 상대가 알지요. 좋으면 좋다. 사랑하면 사랑한다 말하세요."라고 말했습니다.

사랑하면서도 눈치 없이 서로 말을 안 해서 시집가고 장가들어서 울었다는 노래 한 번 들어보실래요. 옛날 노래라 잘 모르니까 아는 대로 조금만 부를게요.

"갑돌이와 갑순이는 한 마을에 살았드래요
둘이는 서로서로 사랑을 했드래요
그러나 둘이는 마음뿐이래요

겉으로는 음 ~ ~ 모르는 척 했드래요
그러다가 갑순이는 시집을 갔드래요
시집간 날 첫 밤에 한없이 울었드래요
갑순이 마음도 갑돌이뿐이래요"
말하고 삽시다. 아무리 사랑한다고 해도 말하지 않으면 모른답니다.

이튿날 출근을 해서 "원장님 사랑합니다."라고 인사했어요.

2009년, 2010년에는 '사랑합니다'가 크게 유행이 됐습니다. 114전화에도 "사랑합니다. 고객님!"이라 하고, 백화점과 삼성이나 현대 등 대기업들에게 문의전화를 하면 "사랑합니다. 고객님!"이라는 말이 여기저기서 유행됐지요. 이 무식하고 무식한 놈은 그런 뜻으로 받아들이고 "나도 사랑합니다."라고 하면서 전화로도 같이 "사랑합니다."라고 했을 뿐 그녀의 외로움을 몰랐던 겁니다.

지금 와서 생각하면 참 바보스러웠던 것 같습니다.

강의할 때 "사랑하면 사랑한다 말을 해라."해서 그 여자 분이 "사랑한다"고 말했는데 그것도 모르고 이 제가 완전 무색무치 완전 무색을 떨었네요. 토요일 날 내가 원장님하고 먹으려고 시골 토종닭과 인삼, 그리고 복분자를 구해다 맛있게 요리해서 먹었습니다. 그날 토종닭이라고 그런지 복분자하고 참 맛있게 잘 먹었습니다. 이런 얘기 저런 얘기 하면서도 참 잘 먹었습니다. 그 의료기 가게는 신등을 설치한 곳을 신방이란 곳이 두 군데 있었는데 여기도 데리고 가고 저기도 데리고 가고, 신방(신등을 설치한 곳)을 내가 만들었으니까 잘 아는데 둘이 들락날락하며 구경시켜주어서 잘 구경했습니다.

실장님이 말하기를 "엉큼한 영감탱이들은 팬티도 다 벗어 보여준대요. 특히 누구누구는 나이 많으면 볼 것도 없는데도, 그 영감님은 그냥 좋은지 아이처럼 젊어서는 안 이랬는데 라면서 팬티를 벗었다가 한참 있다 올린대요."라며 웃음더라구요.

고자 같은 저는 그런 말을 듣고도 그냥 TV만 보고 있었습니다. 8시가 넘었는데도 실장님은 집에 갈 생각을 안 하시고 사무실에 그냥 계시는 거예요. 저는 아무 생각 없이 주방 쪽을 보니까 설거지통이 설거지가 잔뜩 쌓인 채 그대로 있어요. 그래서 제가 "실장님 제가 설거지 할까요."라고 물으니 "아니에요. 그냥 두세요."라고 하기에 '도대체 무얼 하시기 그런가?' 의아하게 하면서 사무실로 들어가면서 "실장님!"하고 불렀습니다. 그랬더니 실장님은 느닷없이 정리하던 비디오박스를 바닥에 내동이 쳐버리면서 저보고 사과를 하라더군요.

"내가 이렇게 추접어야 되느냐. 남편이 루마티스에 걸렸다고 내가 이렇게 추접녀처럼 보이느냐. 얼른 사과하세요."라고 하더라구요. 그래서 "내가 무슨 잘못을 했다고 사과해야 되느냐?"라고 물었죠. 그랬더니 "내가 그림자를 보니까 나를 껴안으려고 그랬다."는 겁니다.

그래서 저는 "그런 짓도 안했지만 다른 선생님도 보았지 않느냐? 어깨 주물러 달래서 어깨를 주물러 주고, 어깨를 두드려 주는 것 보았지 않소. 설사 내가 그랬다 해도 그렇게까지 말하면 안 되죠. 아직까지 나는 남한테 미안할 짓은 안 해봤소."라고 화를 냈죠. 결국 옥신각신하다보니 이 무식한 인간이 성질이 나니까 나도 모르게 쌍소리가 막 나오는 거예요.

"더 심한 너 같은 여자는 백 명이 와도 끄덕도 않는다."라면서 문을 쾅 닫고 집으로 바로 와 버렸습니다.

집에 와서 곰곰이 생각해보았습니다.

"오늘 왜 실장님이 나보고 왜 사과를 하라 했지. 첫날부터 곰곰이 생각하니 집에도 두 번 데리고 갔다. 또 얼굴이 무엇이 변강쇠처럼 정력이 세 보인 것 같다. 내 차 타고 잘 아는 길이면서 잘못 왔나 하고 모텔 주변도 지나갔다. 그때는 빼지도 더하지도 못하는 월드컵 축구보고 가야 한다고 옥신각신했다. 제가 해도 해도 너무 잘못했다. 사과해야지 무조건 잘못했다고 사과해야지."라는 생각에 이르렀어요.

그래서 월요일 아침 일찍부터 찾아가 '미안하다'고 '사과하러 왔다'고 말하였습니다.

그러면서 제가 "실장님 미안합니다. 사과합니다."라고 하니까 실장님 말씀이 "사과를 무릎 꿇고 사과해야지 그런 사과가 어디 있습니까."라고 하더라구요. 그래서 저는 "그럼요, 그럼요."하면서 두 무릎을 꿇고 진심으로 사과를 하였습니다.

그랬더니 우리 의료기 주인님은 내용을 아시고 빙그레 웃으면서 그 광경을 보았습니다. 이 책을 보신 분들은 이제부터 사과할 일을 만들지 말고 실장님처럼 외로운 분들에게는 잘 생기고 못 생기고 떠나서 꼭 껴안아주세요. 저는 분명히 멀쩡한 실장님이 한 행동은 하늘에 계시는 아버지가 시켜서 그랬지, 남편이 잘 지켜주지 못해서 그랬지, 실장님의 잘못은 하나도 없다고 봅니다. 그런 걸 몰라주었던 건 무조건 저의 잘못입니다.

저도 참아서 그랬지 단 둘이 있을 어떤 때에는 두 눈이 뒤집어지는 느낌을 받았습니다. 남의 여자를 사랑하는 게 큰 죄가 아닌데, 죄라 할까봐서, 하나님이 꾹 참으라 해서 사랑은 무죄라 해서 참았습니다.

그 뒤로 실장님하고 잘 지냈습니다.

아무런 미련 없이 생각 없이 시가 하나 생각납니다.

밑에서 베지 않아도 쓰러져 자빠져야 할 개좆같은 썩은 나무
아무리 불을 붙여도 불이 붙지 않는 썩둥구리 같은 썩은 나무
넘어오라 넘어오라 하지 않아도 넘어 가야 할 썩은 나무
밑에서 깔릴까봐서 깔려 죽을까봐서 이 멍충아 이 썩충아
이 무색 무치한 무식이를 공개수배합니다. 잡아가세요.

그래도 저는 의료기 사업을 하기 전에는 큰 어려움 없이 살았는데 의료

기 시작하고부터는 뻔한 일인데도 돈을 싸들고 가도 자기 물건이라고 안 된다며 돈 안 드는 그 좋은 기회를 번번이 아무 생각 없이 놓치게 하는 것이 저로서도 도저히 이해가 가지 않습니다.

처음부터 저도 남자인데 처음부터 도저히 이해가 안 갑니다. 만약에 J관광 사장님 혼자 있는데 옆에 누워 계시는데 '사랑한다.'고 말이라도 해 봤으면, 정이라도 통했으면 어려울 때 도와주었겠지요. 이것도 하늘에 계시는 아버지 작품 같습니다.

그러니 저는 인생에 참담하고 참담한 쓰디 쓴 맛을 모르는 사람입니다. 인생에 달콤하고 달콤한 달고 단 맛을 모르는 사람입니다. 인생에 깊고 깊은 심오한 맛을 전혀 모르는 사람입니다. 인생에 짧고 긴 것은 하나 둘도 전혀 모르는 사람입니다.

여태까지 하나도 이루지 못한 저의 사랑 분석해보면 "첫째, 거짓 사랑도 창피해서 죽을 뻔했다. 둘째, 진짜 사랑이 소문나면 어쩌란 말인가? 셋째, 꼴값이 꼴값 떤다고 사랑부터하면 어쩌란 말인가?"였습니다.

저는 사과가 옆에 있어도 깎아 먹지도 못 하는 등신 바보, 얼간이 같은 사람이었습니다.

아이들 훈육에 대하여

저는 실수할 부분부터 먼저 제거해버립니다. 그 다음은 마음 놓고 일사천리로 진행합니다.

30년 전에는 방에서 담배를 피웠습니다. 아이들은 재떨이인지 아무것도 모르고 먹고 쏟고 혼자 있으면 개판 오 분 전이랍니다.

저는 내 자식이 방바닥을 기기 시작할 때부터 깨우쳐 주었습니다. 아이를 안고 아이 손을 잡고 아직 담뱃불이 꺼지지 않은 재떨이에 아이 손을 살짝 갖다 대었습니다. 아이는 손을 쏙 빼더군요. 그 이튿날도 다시 한 번 그 아직 담뱃불이 꺼지지 않은 재떨이에 손을 갖다 대었습니다. 아이는 또 손을 또 뺐었습니다. 그 다음부터 아이는 손도 주지 않았고 재떨이만 보면 근방에 아예 오지도 않았습니다.

한번은 아이가 아장아장 걸을 무렵에 김이 나는 국그릇에 아이를 안고 손을 살짝 갖다 대었습니다. 아이는 '앗 뜨거!' 하는 식으로 손을 쏙 뺐습니다. 그 다음 날 또 김나는 그릇에 손을 갖다 대려고 하니까 손을 주지 않았습니다. 그 다음부터는 김이 나는 주위는 가지도 않고 빙빙 돌아서 왔습니다.

큰 도로가에서 장사할 때 일입니다. 한번은 옆집 아주머니가 "댁의 아들이 어제 무단횡단을 했다."고 그러더라고요. "그때 차도 급정거로 '끼익!' 소리를 내며 서고 얼마나 놀랐는지 모른다. 정말 큰일 날 뻔 했다." 말합니다.

이튿날 나는 "몸소 체험을 시키자. 직접 훈육을 시키자.라고 생각했습니다. 그래서 아이를 데리고 인도로만 왔다 갔다 했습니다. 횡단보도 신호등에 파란불이 켜지면 건너가고 빨간 불이 켜지면 기다리기를 몇 번이나 반복하였습니다.

그런 뒤부터 아이는 절대로 무단횡단을 하지 않았습니다. 신호등을 잘 지켰습니다. 그런데 가만히 보니까 아이가 신호등을 보고 있다가 파란 불이 켜지면 "요이 땅!"하는 식으로 막 뛰기 시작하는 거예요. 다음부터는 아이와 함께 신호등이 커져도 아이 손을 잡고 아이와 함께 고개를 이리저리 살피라고 '도리도리'하라고 시켰습니다. 그러니 아이는 고개를 이리 저리 살피며 차가 오는지 안 오는지를 보며 '도리도리'를 하며 횡단보도를 건너갔습니다.

그때부터 아이는 철이 들었는지 제 엄마를 보호합니다.

예를 들면 위험한 곳이 있거나 겨울이면 나무에 불을 피울 때 사정없이 제 엄마를 잡아 당깁니다. 더 떨어져서 불 쪼이라고 하는지 저도 떨어져서 불을 쬔다며 손을 어른처럼 앞으로 나란히 하고 쭉 뻗고 있습니다.

또 한 번은 저랑 집사람이랑 아들이랑 나들이를 간 적이 있습니다. 기저귀 가방을 애 엄마가 들었습니다. 그런데 아이는 그 가방을 뺏어서 저를 줍니다. 저는 몰래 애 엄마에게 다시 주었습니다. 그랬더니 또 뺏어서 아빠를 줍니다. 또 몰래 애 엄마를 주었습니다. 그때부터 아이는 아예 제가 그 가방을 질질 끌고 가는 거예요. 아이는 벌써 엄마보다 아빠가 힘이 세다는 것을 알고 엄마를 챙기는 것 같았습니다.

할머니께서 '아이가 있는데 위험한 것을 둔다.'며 깜짝 놀라도 우리는 하나도 안 놀랐습니다. 아무 걱정을 하지 않았습니다. 위험하다고 엄마를 지가 먼저 엄마를 챙기는 아이였으니까요.

왜 제가 이런 글 적느냐 하면요. 요즘 부모들이 아이를 키우는 것이 너무나 한심해 보이고, 종종 불상사가 일어나는 것 같아서 하는 말입니다.

어떻게 하루 종일 아이만 보고 있습니까. 눈이 열 개라도 순간 사고는 못 볼 것입니다. 아이가 위험한 것을 뜨거운 것을 어떻게 압니까? 옆에 사람 나무라지 말고, 겁주지 마세요. 그 어른도 간 떨어집니다. 아이들은 뜨거운 것을 스스로 알 때까지 위험을 모릅니다.

큰소리치지 말고 차분히 가르쳐주어야 합니다. 알 때까지는 되풀이 되풀이해야 알게 됩니다. 아이들은 자기한테 해롭게 하는 사람한테는 가지도 않습니다.

어른도 아이도 큰 사고는 순간에 일어납니다. 모르는 사이에 일어납니다. 필름이 끊긴다고 하지요. 어른도 아이도 마찬가지입니다. 순간 사고는 시기를 모릅니다. 또 일어납니다. '조심조심' 예방이 최고입니다.

다쳐도 보고, 넘어져도 보고, 자빠져도 보고, 맞아도 보고, 때려도 보고, 울어도 보고, 웃어도 보아야 아이들은 함께 자라납니다.

아이들한테는 몸이 주먹을 이깁니다. 아이들은 위험을 모릅니다. 돌아서면 잘 놉니다. 아이들이 어떻게 위험을 알 때까지 옆에서 지켜만 볼 것입니까? 안전이 몸에 밸 수 있도록 가르쳐주어야 합니다.

옛날 말에 "지키는 열 사람이 도둑 하나 못 잡는다."하는 속담이 있습니다.

저의 친 형님은 그래도 공무원인데 우리 형님은 완전 돌머리라고 봅니다. 왜 그런 말을 하느냐고요? 어릴 때 하도 머리하고 돌하고 잘 싸워서요. 하하하. 시골의 돌다리 같은데도 막 뛰어갑니다. 아무 때나 아무 곳이나 막 뛰어 갑니다.

거짓말 좀 보태서 '사흘들이로 내가 졌소.' 하고 이마에 흰 띠 질끈 매고 잘 뛰어 다녔습니다. 그래도 씩씩하고 한 번도 아야 울지도 않았습니다. 그래서 그런지 지금도 몸이 돌덩이 같이 튼튼하십니다.

아름다운 제수씨

저는 팔순이 다 되가시는 노부 걱정도, 팔순이신 노모 걱정도 지금은 하나도 안 합니다. 옛날에는 걱정을 많이 했지요. 불같은 성격의 병 없는 아버지는 너무 건강한 나머지 일은 제쳐두고 술이란 술은 다 잡수셨습니다. 그리고 집에 와서 또 술 잡수셨지요. 20년 째 병들은 울 어머니가 불쌍합니다. 그렇게 술을 잡수셔도 아버지는 술한테 이기는 것 같습니다. 항시 "니나노, 니나노. 얼싸 좋다. 나는 아무 걱정 없다."하면서 주무십니다. 잠을 주무시면서도 싸우는 것인지 아이들처럼 신나게 뛰어 노시는 건지 건넛방에서 들릴 정도로 잠꼬대가 심합니다. 그래도 궁핍한 살림 때문에 외지에 나가서 돈도 벌어서 살림에 보태곤 하셨습니다.

그 건강하시던 몸이 이젠 언덕도 모르는 술에 떨어져서 허리수술을 받으셔야 했습니다. 그때에 비하면 지금은 반쪽이 되신 몸을 이끌고 아침 일찍부터 이 산 저 산 이 밭 저 밭 안 가는데 없이 다니십니다. 주인 없는 언덕도 주인처럼 종자 값도 하나 안 들이고 산에서 귀하디귀한 종자를 캐다 심으십니다. "삶이란 이런 것이다."하고 보여주시는 것 같습니다.

어떻게 저런 생각을 하셨을까 생각해보면 아버지 삶이 참 우습습니다.

명언도 하십니다. 자살한 사건을 보고 "무슨 저런 인간도 다 있노? 택도 아닌 짓을 한다."고 나무라십니다. 지명은 지가 "살살 이사 나가야지. 아주 못 된 인간들이다."라고 합니다.

아버지는 손재주가 좋으셔서 기계도 울고 갈만큼 두 번 다시는 손 볼 필요 없이 깔끔하고 깨끗한 솜씨로 척척 만들어 놓으십니다. 아무리 크고 아무리 까다로운 일도 아무런 계산 없이도 척척 해내시는 걸 보면 남들이 부러워 할 정도입니다. 힘도 세시고 손이 빠르셔서 다른 사람 두 배 일을 하신다고 합니다.

그런데 정작 본인은 솜씨도 모르고 본인은 계산도 없이 일을 하는데, 남들이 일을 하는 것을 보면, 남들의 말을 들어보면 정작 본인은 답답하신 모양입니다.

'바쁘면 성격도 따라 간다'더니 남들이 이해 못하는 성질이 성격을 따라 간 것 같습니다. 다들 아시지요. 현대 정주영 회장님이 불같은 성격이었다는 걸요. 그분은 시간이 없으니까, 시간이 돈을 좌우하니까, 빨리 하지 않으면 손해가 나니까 그러셨을 겁니다. 이해가 가시지요. 돈 있는 객지에서나 통하지 돈이 크게 필요치 않은 없는 시골에서는 안 통합니다.

시골 사람들은 시간이 많습니다. 지금은 좀 덜 해도 옛날에 아버지는 위아래나 한치 앞도 따져보지 않고, 한치 앞도 생각지 않으시고 경우에 어긋나면 모든 일에 1초도 여유 없이 1초도 지체 없이 큰 소리부터 꽥 지르곤 하셨답니다.

"짐승 같은 행동 하지 마라. 짐승인 나도 그런 행동은 안 한다."시며 동네가 떠나갈 정도로 큰 소리 지른답니다.

그래도 옆에 계시는 분들은 "내도 용암양반 심정 다 안다."며 이해하신답니다. 옆에 계시는 엄마는 놀라시지만, 그래도 날벼락을 안 맞은 며느리 하나도 없습니다.

"아이구 창피해라. 창피한 줄 알아라. 이것은 이렇고, 저것은 저렇다."
어머니가 나서면 그래도 아버지는 금방 '아 그런가?'하고 진정을 하십니다.

하늘에 계시는 아버지는 우리 집안을 쑥대밭으로 만들어놓고 흥 아닌 가슴 아픈 추억처럼 독특한 방법으로 끌고 가는 것 같습니다. 지금은 아니지만 "한참 뒤에, 한참 후에는 한참 후회할 것도 없다."라고 미리 보여주는 것 같습니다. 미리 선정해서 쑥대밭을 보여주는 것 같습니다.

쭉 지켜보겠습니다.

저만 못 본 일이지만 특이한 점이 많습니다. 집에 불이 나서 완전 전소되었습니다. 순식간에 불이 나서 사람만 빼고 모두 다 타서 재만 남았다 하는 점이 의아해집니다. 재어보면 시골집이 아니라 할 정도로 좁은 마당, 아니 세계에서 제일 좁은 마당 한 가운데 떨어진 벼락이 떨어졌으니 얼마나 어처구니가 없었겠습니까? 그 광경을 지켜보신 어머니는 "야야, 창피하다. 아무에게도 말하지 마라. 누가 벼락을 맞았다고 흉볼지 모른다."라며 쉬쉬하십니다.

"엄마 진짜에요?"하고 가서 보니까 정말 마당이 움푹 파였습니다.

하나같이 이혼 안 한 새끼가 없고 근심 걱정 없는 날이 없어서, 좋은 소식은 없고, 내가 잘 못하지 않아도 하나님이 하시는 일도 걱정이 태산같이 되는 모양입니다.

"내가 낳은 새끼가 잘 나서 이혼했을 리가 없고 내가 낳은 새끼가 다 이혼 당했다."고 생각하시는 울 엄마의 심정을 이해합니다.

"니도 니가 잘못했다고 싹싹 빌고 며느리 데리고 오너라."로 하십니다.
형님은 "물어보지도 따지지도 않고 장사는 이제 그만 하라."고 했지만

"다 까먹은 장사 밑천 때문에 남편도 새끼도 누구도 얼굴 볼 면목이 없다"는 형수가 그냥 집 나가서 집에 들어오지도 않고 있어요. 저것이 무슨 배짱인지 형수님은 이혼을 앞세운 모양입니다. 그래도 조카들은 다 컸다고 제 엄마인데 엄마를 나무란답니다. "엄마! 들 올 것 같으면 빨리 들어오고 아니면 전화도 하지 말라."고 했답니다.

그래도 공무원이라고 나도 혼자 산다고 말 안 해도 줄을 서는 모양입니다.

"교통사고로 다리를 다친 새 형수님! 이제 핑계대지 말고 다른데 가지 말고 시댁에 새댁이란 좋은 소리 들으러 꼭 오세요."라고 말하고 싶습니다. 내 발등을 내가 찧어도 어찌합니까. 팔자인데요.

저는 사람도 아닌 기계한테 한 눈에 돌아버렸습니다. 그런 남편도 남편이라고 2년 동안이나 이 이야기 저 이야기 온갖 사정을 다해 의료기를 그만하자고 했습니다. 그렇게 자식도 한참 클 나이인데 사십만 넘어도 불혹이라 세상 풍파에 흔들리지 않는 나이라 하는데 "오십 줄에 무슨 똥고집 무슨 배짱이냐?"고 하더니 "할 수 없다. 이혼도장 찍자. 가정도 처자식도 다 버리고 하고 싶은 것 해라."고 결국 이혼을 햇습니다.

숙부 숙모님 앞에서도 딸 하고 눈물바다를 흘려도 본체만체 대꾸도 안 하는 나를 보고 아내는 "저 인간, 내가 밀져도 한참 밀진다. 다른 인간하고 다른 저 인간 절대 용서할 수 없다."라며 이혼으로 툭툭 털고 간 사람을 이해하시는 울 엄마는 "전화 한 통 없어도 어미가 며느리 중에 멀어서 그런지 제일 정이 간다. 다른 사람들은 욕해도 며느리 잘 못 없다. 며느리 생각이 옳았다. 손자 손녀 생각만 해도 눈물이 난다."고 하시며 항시 며느리만 데리고 오라고 야단을 치십니다.

"아직 저도 혼자 살고 있는데요. 형편이 되면 그 사람이 새끼하고 같이 있으면 재혼 안 하고 혼자 살고 있으면 수소문해서 데리고 올게요."

저는 의료기 아닌 다른 성공은 생각하지도 않습니다. 그 사람 근방에 못 갑니다. 나 아닌 의료기가 세상에 알려지고 모두들 의료기로 덕을 보았다는 큰 성과를 거두면 그 사람 앞에 나설까 생각합니다.

제수씨는 벌써 10년이란 세월을 혼자서 이미 하나님이면 벌써 버렸어야 될 남편을 뒷수발 다 하시는 걸 보면 참으로 감사합니다. 뒤 감정도 없이 아이 같은 동자 스님 얼굴로 넓고 넓은 마음으로 고생하시는 제수씨! 정말 고맙습니다. 제수씨 앞에서는 두 말도 못하는 두 아주버니를 용서하세요. 우리 제수씨는 칭찬할 것이 너무 많습니다.

직업 놔두고는 동생은 쓸 만한 것이 하나도 없는 사람인데, 모든 것을 버려야 하는 사람인데 늘 하나님처럼 아닌 부처님처럼 마음이 넓어서 온갖 잡동사니를 이해해주시는 제수씨가 참 고맙습니다. 동생이 술에 취하면 나오는 옹고집을 다 받아주시고 술 취하면 이 가슴 저 가슴을 박박 긁어대며, 위아래도 없는 행동을 하며 내지르는 가슴 아픈 소리도 참아 내시고 남편이 저지른 말도 행동도 "술 때문에 그랬습니다. 고향에 오면 마음이 푹 놓여서 술 때문에 그렇습니다. 절대 집에 가면 부질없는 행동 안 합니다."라고 다 내 잘못으로 감싸주시는 제수씨 고맙습니다.

항상 웃음으로 감싸주시는 제수씨! 제수씨한테 제가 미안해 죽겠습니다.
"이해하이소. 아주버님!"
남편의 술버릇까지 이해하시는 제수씨 마음에 탄복합니다.

동자승처럼 활짝 웃는 제수씨! 살림꾼인 제수씨! 두 말도 못하는 두 아주범을 잘 봐주세요. 항시 행복하세요.

하나님이 버린 막내 동생의 '생각지도 않은 술 귀신 때문에, 술 귀신이 들어서, 귀신이 무서워서 불도 못 끄고 자는 온갖 귀신 씨나락 까먹는 소리 때문'에 제수씨 마음도 몸도 참 고생도 많이 하셨지요. 할 수 없이 떨어져서 살아야 한다는 이혼 서류도 보고 가벼운 몸이 무거운 몸처럼 술만 퍼 마셔대는 술에 곯아떨어지는 남편도 남편이라고 저와 같이 달래도 보고 얼러도 보고 할 수 없이 새끼라도 챙겨야 되겠다고 생각하신 것 같습니다.

동생의 문병을 가서도 "더 잘살아야지."하며 많이 울었다는 사연도 압니다. 다시 하나님이 맺어주신 넓은 마음을 가지신 그분과 함께 다시 옛 시댁을 찾아주신 제수씨 참 고맙습니다. 제수씨는 "하나님이 사람을 버렸지. 나는 처음부터 안 버렸다."하는 마음을 보여주시는 것 같습니다.

넓은 마음을 가진 그 분처럼 제수씨 비단결 같은 넓은 마음으로 이 세상 사람들이 제수씨처럼 위대한 넓은 마음을 가졌으면 좋겠습니다. 사랑으로 감싸주신 제수씨 참 감사합니다.

하나님이 우리 집을 가지고 놀았지요.

불도 내고, 벼락도 던지고, 이혼시키고……. 하나님이 어쩔 수 없는 이혼을 감당해라, 감수해라고 하는 것 같습니다.

"삶은 그런 것이다. 사람은 무죄다."라고 하는 것 같습니다. 사랑도 무죄다 하는 것 같습니다.

4부
위대한 한국 남자들

짐승도 못하는 짓을 사람이 하면 되나

 이렇게 살아도 되는지요. 어떻게 사람이 짐승에 탈을 쓰고 사는지 이해할 수 없습니다. 짐승 그 무엇과도 비교할 수 없는 짓을 하는지 이 세상이 참 서글픕니다. 돈이 참 서글픕니다. 돈이 참 웃깁니다. 돈이 참 끔찍합니다. '나를 때려죽이기 전에는 물건 값이고 인건비고 한 푼도 못 준다.'하는 식 같습니다. 전화 사정도 안 하고, 전화도 안 받고, 멀쩡한 인간이 '남의 돈도 내 것이다.'하는 데는 미쳐 죽겠습니다. 인간의 삶 자체를 싹 무시하는 완전 인간 말종입니다. 저뿐만 아니라 여러 사람이 골탕을 먹은 것 같습니다.

 하루는 저를 아는 지인이 "형님! 제일건축 정 사장 일은 하지마세요. 돈 못 받습니다."라고 하더군요. 저는 그 소리를 듣고도 "아니다. 돈 못 받는 일 없다."며 일을 해주었습니다.

 제일건축의 직원도 보았지만 난장판 같았던 일을 아무 소리 없이 끝내주었습니다. 그런데 일이 끝난 줄 알면 '돈은 언제 준다.'는 소리도 없고 전화도 안 받고 깜깜 무소식입니다. 문자로 언제까지 '돈 안주면 너를 보는 즉시 때려죽인다.'고 겁을 주어도 전화도 문자도 묵묵부답입니다. '내일 빠루로 사무실 완전 다 때려 부수러 간다.'고 문자를 보냈습니다. 제일 건축 정 사장의 사무실에 가니까 사람은 없었습니다. 하도 화가 나 옆에 사람에게 '내일 이 빠루로 이 사무실 다 부순다.'며 그 동안 있었던 사정 이야기를 하고 왔습니다.

밤에 정 사장이라는 자에게서 전화가 왔습니다. 언제까지 돈을 준다고 했습니다. 그런데 지금까지 깜깜 무소식입니다.

의료기를 만나기 전에는 저도 잘 잘못은 따졌습니다.

그런데 지금은 잘못은 따지지도 않습니다. 간이 얼마나 커졌는지요. 잘못은 기록만 하고 있습니다.

그래도 저는 이 세상이 누구도 꿈꿀 수 없는 참 좋은 세상이 온다고 생각합니다. 무엇도 걱정 없는 세상이 온다고 봅니다. 악은 손톱만큼도 존재할 수 없는 세상을 꿈꾸고 있었습니다. 그런데 도둑도 이런 도둑놈은 없습니다. 아무천지도 모르는 도둑놈, 김일성 같은 도둑놈하고 같이 살 수 있겠습니까. 아예 하나님이 찬스를 주는 것 같습니다. 잘못은 조금도 남기지 말고 싹 쓸어버리라고 하는 것 같습니다.

하늘에 계시는 아버지가 저에게만 세계에 만 병은 없다고 가르쳐 주시는데 하늘에 계시는 아버지가 가만히 있겠습니까. 세상 끝빨이 저한테 붙어주겠지요. 그때는 지금의 죄값 10배 금액도, 10배 잘못도 10배 꼭 받아야 할 것입니다. 다시는 이 땅에 쓰레기 같은 존재는 살지 못할 것입니다.

저는 항시 역대 대통령이나 지금 대통령을 욕하면 '대통령에 반에 반이라도 닮아봐라' 하는 식으로 말하며 항시 긍정적입니다.

어느 스님도 말씀하시지 않았습니까. 학교 반장도 내 마음대로 못하는데, 대통령을 내 마음대로 할 수 있습니까? 하늘에 계시는 아버지 윤허가 떨어져야 대통령 자리에 앉겠지요.

이 못난 저는 나를 골탕 먹인 친구도 찾아가서 며칠 일당 수고비 임금을 챙겨주었습니다. 아직까지 사회생활하면서 단 한 번도, 손톱만치도 남에게 가슴 아픈 소리를 하지 않았습니다. 주인이 모르는 돈을 한 번도 가진 적 없습니다. 단 한 번도 창피한 짓 못난 짓 안했습니다. 만약에 제가 단 한번이라도 남한테 서운한 짓, 책잡힐 짓 했으면 제 주변 누구한테 물어서라도 티끌만큼이라도 잘못이 있으면 아예 죽으라 하면 죽는 시늉이 아니라 죽겠습니다.

이 책을 폐기처분하라하면 폐기 처분하겠습니다. 무식이 죄라면 말 그대로 천기누설죄밖에 없습니다.

교포가 한국 사람이 더 나쁘더라는 소리를 들으면 되겠습니까. 그 지역 사람이 더 나쁘더라는 소리 들으면 되겠습니까.

한국 사람들이 우리지역 사람들이 아무리 잘하면 뭐합니까. 미꾸라지 한 마리가 구정물 다 일으킨다 식인데요.

내 지역, 내 고향을 챙겨줘야 되겠습니다.

이 못난 저도 고향 소식 들으면 눈시울이 적셔집니다. 내 고향을 욕보일까 늘 반성하고 조심합니다. 고양이도 죽을 때 그리운 고향을 한 번 보고 죽는다는데 짐승도 아닌 사람들이 고향을 욕보이면 되겠습니까? "고향을 욕보이지 말자. 고향을 버리지 말라." 당부 당부해주세요. 부탁 부탁해주세요.

사람의 탈을 쓰고 짐승보다 못한 짓은 하지 말아달라고 당부해주세요.

친선, 친목단체는 단체행동을 하지 맙시다. 손해는 봅니다. 빈칸에 빈 곳이 빈 마구간에 살을 부쳐줍시다.

모든 것은 때가 있다

개 눈에는 똥밖에 안 보인다는 말이 저 같이 무식한 사람을 두고 하는 말 같습니다.

10년 전 어느 잡지에서 본 이야기입니다. 영원히 사는 인간이 가능하다고 합니다. 나노 공학의 아내지 드렉 슬러 박사는 혈관 속에서 헤엄치는 로봇을 만드는 날이 멀지 않았다고 합니다. 수명이 혁기적으로 연장되고 2013년에 말하기를 30년 후 인간은 죽지 않는다고 합니다. 미국의 레이 크즈라는 미래학자 말입니다. 지나가는 사람이 세상은 성서대로 흘러간다고 말합니다. 강의할 때에 여러 사람 앞에서 말하길 지금세상은 종교싸움이라고 하는데 저는 이를 인정할 수 없습니다. 저는 어느 종교 편도 아니니 한 쪽으로 갈 수 없습니다. 한 쪽 편 들 수 없으니 종교는 한 쪽으로 통일되면 그때 간다고 여러 사람 앞에서 말하였는데 어찌해야 합니까. 교회가 여기서 저 멀리 있다고 하는데 그 지역이 인면인가 하는 곳에 있다 하는데요. 어떡합니까? 병이 있고 없고, 죽고 사는 문제를 논하는데 한번 가봐야지요. 무슨 말씀을 하셨는지 알아 봐야지요.

하나님이 무슨 말씀을 하셨는지 아예 염탐하러 갔습니다. 왜 '처음도 지금도 말만 하세요.'하면 될 것을 '안 돼!'라고 합니다.

이것은 나의 일을 하나님이 막고 있구나 생각하며 저는 늘 그냥 웃고 맙니다.

지금도 이 교회 저 교회 염탐하러 갑니다.

이제 하나님의 개떡 같은 말씀도 찰떡 같이 믿고 있습니다.

지금도 하늘에 계시는 아버지를 섬기지도 못하면서 교회를 들쭉날쭉 합니다.

그런데 교회 식구들은 아예 무조건 믿는 것 같습니다. 성서에 중요한 삶과 죽음은 무조건 안 믿는 것 같습니다.

강건은 칠·팔십뿐입니다. 하나님에게 사람에게 여태까지 건강을 너무 많이 속아서 그런 것 같습니다.

그런데 교회 식구가 아닌 그분이 깜짝 놀랄 성서를 보여줍니다. 무식한 이 사람 생각과 말한 것이 예수님 말씀하고 완전 일치 하는 것 같습니다.

그런 말을 한다고 멀쩡한 무식한 이 사람이 무식한 이 사람 취급 많이 당했습니다.

하늘에 계시는 아버지는 아픈 악순환도 죽는 악순환도 끊어라 때가 됐다고 가르쳐주시는 것 같습니다.

사도신경 끝줄에 보시면 "죄를 사하여 주는 것과 몸이 다시 사는 것을 영원히 사는 것을 믿사옵니다."라 했습니다.

영혼이 산다. 영혼은 영원이 있다고 하는 줄 알았는데 '몸이 다시 산다'고 합니다. 이것은 사람 몸이 없어지지 않는다. 즉 그대로 죽지 않고 산다는 말씀으로 이말 저말 필요 없이 한 마디로 알 수 있게 예언하신 것 같습니다.

또 '태어날 때부터 죄가 있다'고 하였는데 저는 이를 믿지 않습니다. 어떻게 죄도 짓지도 않았는데, 자기도도 모르고 태어났는데 죄가 있다고 했는데 말이 맞지 않습니다. 죄는 죽음을 뜻하는 것 같습니다. 그러니까 '죄를 사하여 준다'는 말은 사람들은 바보 멍충이로 취급하는 것 같습니다. 건강은 오직 하나님만 쥐락펴락할 것 같습니다.

구약에서는 "사람이 오래 살았다. 기계도 무엇도 없는 세상 평생 살 자식이 너무 고생이" 신약에서는 "세상에서 짧게 굴게 고생과 환희를 맛보자고 합니다." 말로만 하는 잘살 때까지 살라하는 것 같습니다. '걱정할 때가 아니다'라고 하시는 것 같습니다.

또 봅시다. 성서를 또 살펴봅시다.

이사야 35장 5절에 "그때에 명인의 눈이 밝을 것이며 못 듣는 자 귀가 열린 것이며"라 했습니다. 이사야 35장 6절에는 "그때에는 저는 자는 사슴 같이 뛸 것이며 말 못하는 자는 노래하려니 이는 광야에서 물이 솟겠고 사막에서 시내가 흐를 것임이라"라 했습니다. 요한 계시록 21장 4절에는 "모든 눈물을 그 눈에서 닦아주시니 다시는 사망이 없고 애통에 하는 것이나 곡하는 것이나 아픈 것이 다시는 있지 아니하려니 처음 것들이 다 지나 같음이리라."라고 하셨습니다. 예수님 말씀이 어찌하여 무식한 이 사람이 생각하고 말했던 것과 같은지 참으로 놀랐습니다. 저는 몇 년 전부터 성서 말씀을 듣기 전부터 "아무 걱정 없는 세상이 온다."고 말했습니다. 건강이 한 단계 상승한다고 말했습니다.

또 기술이 발달하였으니까 없는 손발은 기계의족 기술이 해결할 것이고 눈도 귀도 더 밝아지니까 사람 몸이 정상이 되면 기관사람 몸이 정상이 되면 기관이 정상이 되면 말은 자동으로 돌아올 것이고 만년설이 녹고 있다 걱정하지 않아도 된다고 다른 책 나머지에서도 써 놓았습니다. 만년설이 녹아야 풍부한 물이 생기고 사막에도 바다가 없는 나라에도 물길을 내 물이 갈 것이 아닌지요. 앞으로는 힘든 일도 간단한 일도 로봇이 속 안 썩이고 척척 할 것 같습니다. 그러나 말로는 하나도 안 될 것입니다. 실천을 해야 이루어질 것 같습니다. 그때를 잘 생각해 보셔야 할 것 같습니다.

이전에는 때꺼리, 즉 먹을 것도 없는데 의료 침대가 있었으면 큰일이 일어났겠지요? 하나님이라도 바로 폐기처분했겠습니다.

하나님도 어쩔 수 없이 때를 기다린 것 같습니다.

"모든 것이 갖추어졌을 때까지, 모든 것이 풍족할 때까지 참고 참아라." 하신 것 같습니다. 하나님 사정도 이해해주셔야 되겠습니다. 미련 없이 한 번에 해치우자. 후회를 하지 말자 하는 식 같습니다. 성서에 이렇게 자세하게 예언까지 해주셔서 정말 고맙습니다.

예수님이 이렇게 자세하게 헛소리는 안 했을 것입니다.

예수님이 무식한 이 사람의 걱정까지 다 들어주시는 것 같습니다.

죽은 사람 부활도 시킨다 하였답니다. 죽지 않고 다 살면 어떡하나 생각도 했거든요. 불경에도 윤회를 한답니다. 이거야 그때 되면 그때 가면 알 것이고 진짜 오시면 "어서 오십시오."라 해야지요. 또 마지막에 체질을 불 체질을 하면 다 녹아서 풀린다고 합니다. 좌우지간 생과 사를 많이 예언하신 것 같습니다.

"강건은 칠·팔십이요. 더 이상은 네 수명은 때가 아니다"라고 하신 것 같습니다. "이제 병과 싸우지 마라. 옛날 황제도 못 갖추고 살았던 세상 지금 없는 거지도 다 갖추고 사는 세상이다."라 하실 것 같습니다. 옛날에는 먹을 게 없어서 입을 게 없어서 고려장도 있었다고 하는데 다른 나라에도 있었는지 아니면 이 때를 써 먹으라고 법을 만드셨는지 그때를 생각하기로 만드셨는지 모르겠습니다.

지금은 무엇이나 남아서 탈인 세상입니다. "불로초가 아닌 천기로 온몸에 전기를 받으라."고 수락하신 것 같습니다. 참 우습습니다. '교회를 평생 다녔다'하면서도 '하나님 말씀은 진리다'하면서도 "예수님 말씀은 더하지도 빼지도 못한다. 그대로 맞다."하면서도 보세요, 예수님 말씀을 이렇게 자세하게 정확하게 말씀하셨는데 "예수님 말씀 안 믿으시네요?"하니까 오히려 웃고 쉬쉬합니다.

다른 핑계 대고 웃습니다. 누가 예수님 말씀 믿는지 모르겠습니다.

또 한분은 단면으로 생각하시면 안 되고 이면으로도 생각해야 된다고 문자까지 쓰고 있습니다.

또 한 분은 '그러니까 구원파가 생기지' 합니다.

성경책 한 페이지도 안 넘기고도 이런 중요한 말씀도 무식한 이 사람은 아는데 어떡해요. 교회가 어디 있는지 성함이 무엇인지 모르는데도 이런 말씀도 있다 몇 쪽 몇 쪽에 있다 내용까지 보여주었어요 성경책 한 페이지도 안 넘긴 무식한 이 사람이 예수님 말씀 더 압니다.

예수님 말씀 누가 더 믿습니까?

그 두꺼운 성경책을 달달 외우고 있는 유식한 분이 예수님 말씀 더 못 믿지요.

더하지도 빼지도 못하는 이 소식을 전해준 그분께 감사합니다.

다른 그 어떤 무엇보다 힘을 받고 있습니다. 할렐루야!

할 일 없어 걱정

거슬러 생각해보면 5,60년 전에는 우리나라가 세계에서 최빈국이었던 것 같습니다. 생각해보세요. 태국 필리핀보다 못 살았다고 하잖아요. 지금은 선진국 수준이 된 것 같습니다.

주변국은 우리나라를 "미래가 있는 나라, 희망이 있는 나라"라고 보는 것 같습니다. 이것도 세계 1등 저것도 세계 1등, 정말 우리나라 사람들은 기술이 대단한 것 같습니다.

그런데도 우리나라는 미국처럼 노숙자만 더 늘어나는 것 같습니다.

일등 아니면 꼴등인지 '사람만 죽어라 죽어라'하니 경쟁에서 밀려난 사람들은 아예 도탄에 빠지는 것 같습니다.

그래서 국민 대다수의 삶이 더 어려워졌고 합니다.

지금은 백세시대라고 합니다. 걱정이 태산 같습니다.

다른 것 없어요. 모두 내 탓입니다. 그렇게 이해하셔야 합니다.

기계 탓입니다. 풍년 탓입니다. 발전 탓입니다. 수명 탓입니다. 옛날 옛날에는 상상도 할 수 없는 고맙고 고마운 내 탓입니다. 나쁜 것은 조상 탓 좋은 것은 내 탓입니다. 풍년, 기계, 발전, 수명 한 가지도 버릴 것 없습니다.

　기계는 사람의 일을 열배, 백배, 천배도 합니다. 궂은 일, 힘든 일, 아무 일이나 사람이 시키면 아무 군소리 없이 잘 합니다.

　사람은 그만큼 '니나노'하고 놀아야 됩니다. 안 놀면 큰일 납니다.

　지금은 대풍은 똥값입니다. 말 그대로 농부도 소풍해서, 학생 때처럼 소풍가서 놀아야 됩니다.

　옛날에는 하나님이 농사를 짓다 보니 풍년이나 흉년이 모두 하나님만 바라보아야 했습니다. 농사도 하나님이 다 주관하셨습니다. 못자리 시기에도 모심기철에도 씨앗 뿌릴 때는 비가 와야 되고 중간중간에도 비가 왔다 갔다 해야 됩니다. 그러나 추수철에는 아예 비가 안 와야 됩니다. 이 몇 가지가 딱딱 맞아떨어져야 풍년이 듭니다. 하나라도 틀리면 흉년이 되지요. 지금은 모판 만들 때, 씨앗 뿌릴 때, 모심기 할 때 큰 걱정이 없습니다. 그것쯤이야 백리가 아니라 천리라도 헬기가 떠서 '물 여기 있소'하고 퍼다 줄 수 있고 중간 중간에도 저수지가 많고 관정이 많아 양수기를 총동원하면 물이 철철 넘치니까요?

　추수철에 아무리 비가 와도 기계가, 공장이, 건조기가 다 말려주니 이제는 흉년은 면했다고 봅니다. 옛날에는 다 된 풍년도 싹이 나서 다 된 밥에 콧물 떨어뜨린 격이 되었었지요. 태풍이 와야 좀 한쪽으로 모두 망가지고 괜찮은 사람들이 '몇 년 농사 본전은 건질 텐데'라 한답니다.

　세상이 발전한다고 하지만 우리네 부모님들은 얼마나 고생한 줄 아십니까. 새벽에도 늦은 밤에도 아버지는 사시사철 불철주야 허리가 꼬부라지도록 손발이 다 닳도록 고생하셨지요.

　과학자는 기술자는 두통이 깨질 정도로 지어 짜내서 고생하셨지요.

　발전한 우리나라, 얼마나 고맙습니까?

기계가 다 해주어서 할 일이 없는데 할 수 없이 놀아야 되지 어떡합니까?

'시대를 잘 타고 났네, 잘 놀아 보세.'하고 긍정적으로 생각하면 되는데 사람들은 그렇게 생각하지 않고 '큰일 났네, 큰일 났네!'하고 있어요. 다 돼있는데 죽어라고 경쟁만 해요. 수명 탓? 그거야 하늘에 계시는 아버지가 알아서 할 일이니 두 말 할 것도 없어요.

옛날 생각이 날 것입니다. 해도 해도 끝이 없는 일, 일만 죽어라 하면 일만 죽어라 시키면 인간을 만든 하나님의 면이 서겠습니까? 자식을 만든 보람이 있겠습니까.

하나님은 이제 "일은 기계한테 시켜라." 그리고 살고 싶을 때까지 살아라."라 하시는 것 같습니다.

일 만하고 살려니 골치, 오래 살려니 골치, 인생은 이래도 골치 저래도 골치군요. 짐승처럼 아무 생각 없이 살면 안 될까요?

'죽지 않는 시대 걱정되면 너부터 죽어라' 합니다.

죽지 않은 시대가 오는지 안 오는지 그때까지 살아봐라 하는 것 같습니다.

저의 작은아버지는 근 30년째 존경받을 일을 하고 계십니다. 그 직업이 무엇이냐 하면 '무직'입니다. "내가 먹고살만한데 왜 남의 직업을 뺏느냐?"고 하는 식이에요. 없는 사람은 반대가 되겠지요, 먹고살만한데 남의 직업을 뺏는 것은 아니라고 봅니다. 노는 것이 힘들어도 운동으로 등산으로 메꾸어야 합니다. 존경받는 일을 합시다. 무직을 존경합니다. 작은아버지를 존경합니다.

대풍(大豊)은 똥값

옛날에는 대풍을 노래처럼 불렀다고 봅니다.

어떡합니까. 옛날에는 사람한테는 제일 중요한 먹을 것이 부족했는데 지금은 대풍은 실컷 고생만 하는 똥값 같습니다. 대풍을 보셨지요. 값이 폭락해 '인건비도 안 나온다.'며 갈아엎는 것을요. 무엇이나 모자라면 김치는 김치가 아니라 금치가 됩니다. 양이 모자라면 값이 하늘 높은 줄 모르고 올라가는 것 같습니다.

옛날에는 무엇이나 모자라서 남는 것은 돈이 되니까 대풍대풍 했지만 지금은 무엇이나 남아서 아예 처치곤란입니다.

한 마디로 지금은 못 사는 사람 한 사람도 없는 것 같습니다.

옛날에는 쌀밥만 먹어도 '그 친구네는 잘 살았어 그 친구는 쌀밥만 먹고 자랐어'라고 부러워했습니다.

그런데 지금은 쌀값이 제일 싼 것 같습니다.

세상이 거꾸로 됐으니 이해하고 용서하시고 삽시다.

4,50년 전만 해도 못 살아서, 먹을 게 없어서 '그 집에 가서 입에 풀칠이라도 해라.'란 식으로 머슴살이 진짜 머슴살이를 보냈습니다. 어떡합니

까. 아니면 굶어야 되는데요. 월급은 제대로 받았습니까. 그냥 주는 대로 받을 수밖에 없었지요.

지금 세상은 아무 고생 안하고 아무 노력도 안해야 될 것 같습니다.

옛날에는 의식주만 해결되면 아무 걱정 없이 잘 살았다고 봅니다. 그런데 지금은 의식주 모든 것이 해결되었는데 더 못살지요. 걱정 때문인 것 같습니다.

옛날에는 한 배만 채워도 해결되는데 지금 마음 배를 채워야 하니 어떻게 채웁니까?

아무 쓸 때 없는 마음 배가 나와서 그런 것 같습니다.

걱정이 앞서서 그런 것 같습니다.

앞으로는 더 태평성대가 될 것 같습니다. 먹고만 사는 데는, 즐기고 사는 데는 아무 걱정 없을 것 같습니다.

육지의 밭은 아무것도 아닌 것 같습니다.

보셨지요. 바다 밭은 완전히 황금밭 같습니다.

어장은 물반 고기반입니다. 완전히 고기떼를 보는 것 같습니다.

조개, 굴, 전복이 완전 층층이 줄줄이 올라오는 것 같습니다.

옛날에는 생각이나 했겠습니까?

모자라면 저 넓은 바다를 보십시오. 무궁무진한 것 같습니다.

사람은 일일이 손으로 일을 해야 되지만, 고생이 되지만 더 하고 싶으면 기계한테 맡겨두면 되는데, 세상이 로봇 세상이 될 것 같습니다. 사람은 기계 조종만 하면 되겠습니다.

저한테 논 열 마지기만 주면 최하 50마지기의 수확은 낼 것 같습니다.

이 세상에 없어져야 할 세 가지

이 세상에서 없어져야 할 것은 '병', '공교육', '평론' 같습니다.

일병에 걸리면 아래 위도 없습니다. 왜 일등병이 이등병한테 '야야.' 합니까? 왜 이등병이 일등병한테 '예예.' 합니까? 왜 사병이 일어나면 큰일 난다고 합니까? 왜 병사가 일어나면 큰일 난다고 합니까?

무슨 뜻인지 알겠지요. 아무것도 모르는 병에 걸리면, 병이 들면 아무것도 모른다는 뜻 같습니다. 다른 데는 순서가 바뀐 곳은 없는 것 같습니다.

다 큰 손자를 할아버지가 돌봐야 합니다. 누구를 막론하고 병자가 되면 살 수 없는 것이 우리의 현실지요. 장애인이라고 만날 돌봐야 하는 것도, 데리고 다녀야 하는 것도 어쩔 수 없지요.

옛날에는 '다 제 팔자다.' 했습니다. 지금도 불쌍하지만 옛날에는 더 불쌍했습니다. 옛날에는 장애인의 삶은 말이 아니었다고 봅니다.

병은 첫날 만날 무식한데, 무조건 없어져야 됩니다. 병이 있는 한, 단 한 사람도 세계 전체가 평화가 올 수 없다고 봅니다. 일류의 소원은 이루어지지 않는다고 봅니다.

제 생각은 모든 사람과 생각이 다르긴 다른 모양입니다. 많은 사람들은 '사교육이 없어져야 한다.'고 외치는데, 저는 '공교육이 없어져야 된다.'고 생각합니다.

무식한 저의 생각이니까 이해하고 오해하고 같이 생각해보세요.

옛날에는 '문맹시대를 벗자. 암흑시대를 벗자.'고 말했지요.

낫 놓고 기억자도 모르는데 배워야지요. 그래야 연애편지도 쓰고 앞에 오는 10원짜리 100원짜리 계산도 할 수 있지요.

또 옛날에는 논다는 것이 공기놀이, 제기차기, 자치기, 땅따먹기, 고무줄놀이 등 늘어나지도 않는 자연을 가지고 놀았습니다.

지금은 나라 전체가 하나도 안 가르쳐 주어도 가지고 노는 것이 보는 것이 고등교육 수준은 넘을 것 같습니다.

저는 10살도 안 된 아이한테 배우고 있습니다.

벌써 그 아이들은 천재입니다. 무엇이나 척척박사입니다.

부모들은 '공부도 안 하고 논다. 논다.'하시는데 '뒤떨어진 교육, 죽은 교육을 받아라. 받아라.'하는 것 같습니다. '나중에는 아무 쓸데없는 것을 배워라. 배워라.'하는 것 같습니다.

지금 아이들이 하는 놀이는 놀이가 아니라 뒤떨어지면 안 되는 진짜 산 교육입니다. 완전 메이저리그 빅게임을 하고 있는 것 같습니다. 공교육은 등수가 있습니다. 꼴값 떠는 영원한 선배가 있습니다. 왕따로 동료한테 맞아 죽는 동료가 학교가기 무서워 자살하는 동료가 있습니다. 이것을 어떻게 선생님이 막겠습니까? 부모님이 어떻게 이 무시무시한 일을 막을 것입니까.

크는 아이들은 마음도 크는데 마음이 뭉치는데 생각이고 뭐고 또래들이 합심하면 무엇을 해도 합창합니다. 선동하면 할 수 없이 따라 합니다.

"이 학교에 들어오면 다 친구다. 평생 친구다." 하면 모를까. "이 학교 들어오면 사이좋게 지내라."고 하는데 이게 됩니까?

"이 학교 들어오면 책도 선생님도 아무것도 안 계신다. 그냥 하루 종일 도시락이나 까먹고 실컷 놀다 가자."고 하면 모를까 이게 됩니까?

저는 아예 전체 기술도 교육자도 모두 교육에서 나왔다고 봅니다. 교육이 얼마나 큰 고생했습니까. 교육 덕을 전체가 보았을 것입니다.

어떡합니까. 모르는데 논밭을 팔아서라도 배워야지요. 선배한테 스승한테 맞아도 아픔을 참고 배워야지요.

어떡합니까? 그래서 저는 교육도 아닌 그 무엇도 아닌 "기계한테 배우자. 처자식이고, 친척이고, 아는 사람이고 나를 무시해도 기계한테 배우자."고 했습니다. "돈 다 까먹어도, 사람대접도 못 받아도 기계한테 배우자."고 했습니다. 밤새도록 쿨쿨 기계에서 잠이나 잘 자면 기계가 다 말해 주는데 말이에요.

배우고 싶다면 욕먹어도 배웁니다. 안 배우고 싶으면 욕먹어도 안 배웁니다.

지금 학생들은, 아이들은 다 알고 있습니다. 안 가르쳐 주어도 알고 있습니다. 그런 아이들한테 '따라 하기 시시해서 못 따라 갔다'고 개망신을 줍니까.

우리 엄마처럼 "중학교에 갈래? 안 갈래?" 물어 보고 선택권을 주어야지, 무식에게 상상은 비교는 아주 무식한 하극상 수준입니다.

"그 어려운 공부도둑질 잘해서 공부 1등 했구나! 하기 싫은 공부도둑질 잘해서 공부 1등 했구나! 밤새도록 공부도둑질한다고 고생도 많이 했다."고 큰 박수를 받았지요.

저에게는 한 친구가 있는데요. 요놈은 학교에 들어오기 전에 공부를 했는지 만날 1등만 했어요. 1학년 초에 본 일인데요. 도로가에서 동기 형한테 잡혀서 구구단을 줄줄 외우고 있더라고요. 동기 형이 잘 한다고 웃더라고요.

공부 좋아하는 학생만 공부 잘하면 그만이지 1등하면 그만이지 왜 전체를 잘 하라고 합니까? 천재한 사람만 먹고 살면 우리도 먹고 사는데 별지장이 없는데 말씀입니다.

좌우지간 큰 선물은 공부도둑질을 잘해서 민족이 큰 선물 큰 공을 세웠다고 봅니다. 이에 대하여 큰 박수를 칩시다.

왜 나라 세금이 등수가 차등이 있는 곳에 써야 합니까.

지금은 기계가 사람 백 명, 천 명, 석사, 박사, 아예 도사가 다 붙어도 기계 하나 못 따라 가는 세상입니다.

기계 다룰 줄만 알면 나도 다 아는데 제가 유식이가 되는데 말입니다. 기계가 다 아는 세상입니다. 기계가 시키는 대로만 따라가면 아무데나 잘 찾아가는 세상입니다. 그런데 기계한테 '고맙다'는 소리는 하지 않고 '기계 때문에 사람들이 등신이 된다.'고만 합니다. 유식한 소리인지, 무식한 소리인지, 귀신 씨나락 까먹는 소리인지 저는 도저히 감이 안 잡힙니다. 세상이 다 내 손안에 들어와 있는데요. 대통령이 못난 짓 할 수 있나요. 판사, 대장이 못난 짓 했다고 덕지덕지 붙어있던 딱지들이 우수수 떨졌지요. 옛날이면 가능하나 했겠습니까. 아예 역적이 되는데요. 지금은 지 아무리 잘나도 못난 짓을 하면 꼼짝달싹도 못합니다. 기계에 증거가 다 있습니다. 이제 못난 짓을 하면 꽥 입니다. 기계한테 배웁시다.

사교육은 '내 자식 내 새끼 잘되라.'고 제 돈 들여서 가르치는데 왜 못하게 막습니까. 돈이 얼마나 아까운데 그 사람도 먹고 살아야 되고 그 사람은 돈을 써야 되는데 왜 돈도 있는데 못 쓰게 합니까. 정부는 거꾸로 부정만 못하게 하십시오.

왜 옆에서 배가 아픈지 지랄병을 떱니까? 독학 아닌 독학은 꼭 필요합니다. 천재를 꼭 있어야 합니다. 천재 덕은 내가 봅니까. 나라 전체가 봅니다. 더 나아가서 세계 전체가 봅니다.

옛날로 돌아가야 합니다. 옛날에는 자기 돈으로 서당 다녔겠지요. 그때는 공교육 없었겠지요.

우리나라 1급 과학자 장영길 님도 독학한 사람인줄 압니다. 따지고 보면 이병철 님도 졸업장 하나도 없으니 '나는 무학이나 마찬가지다.'라고 했습니다. 정주영 님은 학교에서 실컷 놀기만 했다고 합니다.

학교종이 땡땡처럼 이제는 학교도 땡땡이쳐야 됩니다. 공부도 끝마쳐야 됩니다. 공부도 끝마칠 시간입니다.

부패 부조리 없는 세상 만들어야 합니다. 뿌리부터 싹부터 캐내고 잘라 버려야 합니다. 지금 시대는 개성시대인데 착각을 해도 한참 착각하는 것 같습니다.

이름 그대로 '심형래!' 심혈을 기울여서 만든 작품인데 "졸작이네. 완전 졸작이네."하지 마십시오. "대작이네. 완전 대작이네."해도 모자란 판에 이 무슨 해괴망측한 평론을 하는 겁니까? 무슨 주인도 없는 곳, 지지고 복고 하는 데나 가서 평론을 하는지, 맞아 죽든지 말든지 하시지요. 주인이 차려 주는 밥상을 손님이 잘 먹고 있는데 '맛도 모르는 것이 먹어 보지도 않고 맛이 없게 생겼다.'고 합니까. 맞아 죽고 싶으면 평론은 평양 가서 정치 잘 못한다고 평론하십시오. 맞아 죽든지 말든지 나도 모르겠습니다.

이름 그대로 연속극은 연속으로 속여도 괜찮다는 말입니까? 미치고 팔딱 뛰겠습니다. 연기자는 연기처럼 사라지는 연기를 했을 뿐인데 일을 했을 뿐인데 작품을 했을 뿐인데 무슨 '잘 하네. 못 하네.' 평론을 하시는 거요? 잘 보기나 하시지. 보기 싫으면 다시 또 해요.

저의 아버지도 "내 그럴 줄 알았다."하시고 화를 버럭 내시는데 "요새 사람들은 위아래도 없다. 아이고, 재미있다 내일 몇 시에 하노?"하고 내일을 기다리시는데 말이에요.

무심하고 끄떡도 않는 내 남편도 "아이고 내 죽는다." 해도 끄떡도 안하고 눈도 하나 깜짝 안하고 그냥 "연속극에 연기에 심취해서 푹 빠져서 눈물만 뚝뚝 흘린다."고 참 우스워서 마누라는 흉도 봤다고 하지요. 대쪽 같은 우리 영감님도 그 시간만 되면 "할멈도 같이 보자. 그 시간만 마음이 한 없이 넓어진다."하시지요. 그냥 이렇게 잘 봐주시는데 연기를 잘하니까 연속극이 재미있으니까 아예 전 세계가 주목하고 "배우고 싶다. 따라 하고 싶다. 무조건 박수나 치소."해야지, 이름 그대로 '연예인이 연예를 잘 못 한 것'을 보면 '연애도 잘못하면서 무슨 연예인이야!' 해야지. '보지도 않고 자지도 않고 연애했다'고 안 봐도 뻔한 안방에서는 "지는 개지랄을 떨면서 연예인은 연애 못 하나? 뭐 연예인은 밥만 먹고 살아야 되나? 뭐, 연예인은 옷만 잘 입어야 되나? 뭐, 연예인은 얼굴만 잘 생겨야 되나 뭐?" 하지 마소.

연예인, 아이고 잘 못 썼다. 연예인은 더 몸조심 하고 살아요.

연예인은 본업이 연예를 했다고 연애 잘 못 했다고 방송이고 신문이고 잡지고 스캔들 났다고 대서특필입니다.

따라서 너도 나도 인터넷에다 댓글 악플 때려잡을 하나님이 몇 년을 골라서 보낸 연예인. 그 연예인이 아시아를 울리고 세계를 울리는데 연예인 제 맘대로 하게 나두소. 박수나 치소. 죄 안 지으면 욕하지 말아야지 따라가지도 따라하지도 못하면서 박수나 치소. 싸이 이분이 얼굴이 잘 생겼습니까.

노래는 잘 불러도 외국 사람이 노래 가사를 압니까. 외국 사람이 노래를 잘 부르는지 못 부르는지 압니까. 곡이 신이 나서 말춤이 재미있어서 상상도 할 수 없는 20억 조회라니요? 그것도 우리나라 사람들이 아닌 서구에서부터 들어왔다니 정말 대단합니다.

저는 도배기술자라서 그 서양양반들 사는 것을 조금 압니다. 잘 삽니다. 한 치도 흐트러짐 없이 깨끗하게 잘 삽니다. 시킨 일 외는 하나도 더 안 시킵니다. 공짜 부탁도 안합니다. 힘도 좋아서 짐도 싹 치워 났습니다. 못 하나라도 박아 주면 얼마냐고 묻습니다. 커피 한 잔도 꼭 물어보고 타 줍니다.

그런 양반들이, 그런 점잖은 양반들이 이렇게 살아도, 저렇게 살아도, 해도 해도 안 되니까 '건강에는 웃음이, 건강에는 재미가 제일 좋다.'고 하고 강남스타일을 부르며 스타일은 구겨도 말춤에 푹 빠져서 잘 노시는 것 같습니다. 오, 오, 오, 오빠는 강남 스타일. 무 무 저도 강남 스타일.

담배 이야기

오래전 TV에서 본 이야기입니다. 옛날에 서양에서는 담배가 만병통치약으로 통했다고 합니다. 그때는 약이 없으니까 배만 좀 아파도 담배를 피웠습니다. '담배가 약이 된다'고 옛날 우리 어르신들도 대충 알고 계셨든 모양입니다.

저는 직업이 도배일이라 많은 사람과 옛날이야기를 할 수 있는 기회가 많이 있습니다.

저 어릴 때 직접 본 것도 있고 들은 것도 있습니다.

나는 초등학교 때부터 담배를 피웠습니다.

아버지는 내가 '배 아프다'고 하면 담배를 피우라고 했답니다. 또 어떤 친구는 횟배가 아플 때 석유를 먹었다고 합니다.

도배를 할 때 집주인 사모님이 하는 말을 들었습니다. 시집 와서 자꾸 '배가 아프다.'고 하니까 시 어머님이 시 아버지 몰래 담배를 가져다주시며 '피우라'고 하셨답니다. 제가 듣기로는 말도 안 되는 소리입니다만 그때는 배가 아프다고 하면 쇠도 빻아서 가루를 내서 먹었다고 합니다.

제 친구가 배가 아파서 이 약 저 약 닥치는 대로 복용을 했답니다. 그래도 계속 배가 아파서 한양대학병원에 가서 진찰을 받고 약을 받아, 먹고 4시간이 지나니까 회충이 한 움큼 나왔다고 합니다. 그때 의사님 말씀이 "담배는 안 피우셨죠?"라고 묻더랍니다. 그래서 얼떨결에 "예!"하고 대답하니까 그러면 이런 회충이 나올 수도 있다고 합니다.

그래서 나는 생각했습니다. "옛날에는 약이 없어서 담배가 만병통치약으로 통했다."는 말이 맞구나 하고요.

요즘에는 담배 피우는 사람들은 대접을 못 받습니다.

남들이 "아직도 담배 피우고 있어요?"하고 내게 물으면 나는 아주아주 못 된 대답을 합니다.

"신이 주신 담배를 헌신짝처럼 버려야 하는데, 아직도 못 버리고 있어요."라고 아주 싸가지 없는 말을 합니다. 용서하세요.

의료기를 알고부터는 "병은 신만이 아셨구나! 신만이 없앴구나."하는 생각이 들어서 염치없는 대답을 했던 것 같습니다. 아주아주 먼 옛날에 호랑이 담배피던 시절에 그런 옛말 있는 줄 압니다. 호랑이는 산신령이라고 하던데 '진짜 그런 시절도 있었을까?'하는 생각도 듭니다.

담배의 출처는 어디에서 시작되었는지 모르지만 후진국에서는 아직도 젖 때고 나면 바로 담배를 피우는 모습을 TV에서 보셨지요? 담배 문화는 한국에서만 까다롭지 다른 나라에서는 아직도 담배를 약으로 취급 하나 봅니다.

30년 전에는 제 아내도 남의 부인도 담배가 몸에 해롭다 안 했어요. 오히려 그때는 재떨이를 챙겨주었지요. 신이 지배하던 것은 필요 없을 때는 헌신짝처럼 버려야 서러움 안 받고 살 것 같습니다.

저는 담배가 백해무익인줄 알면서, 건강 시험용으로 술 담배를 하루도 빠짐없이 잘 챙겨 먹고 피우고 있습니다. 깊이 있는 이해를 바랍니다. 시험이 끝나고 나면 헌신짝처럼 버리고 싶다 안 하면 처자식하고 잘 살 날이 있겠습니다.

하늘에 계시는 아버지가 "온열 의료기는 꼭 대한민국에서만 만들어라." 해서 많은 선진국에서 생각도 못한 것 같습니다.

북쪽에서 김일성이 왜 영웅이 됐는지요

이북에서는 왜 김일성이가 하루아침에 영웅이 된지 알아봅시다. 남쪽에서는 왜 김일성이를 죽일 놈이라고 하는지 알아봅시다.

먼저 남쪽에서는 민족에게 수난을 준 원수덩어리 6.25를 일으킨 천하에 몹쓸 인간이라며 '때려잡자 김일성!'이라 했지요.

그런데 북쪽에서는 영웅이니 태양이니 하고 부르며 아직도 귀신 씨나락 까먹는 소리를 하고 있지요. 다 지나간 일을 웃을 수도 없고 내버려 둘 수도 없는 일이니 그냥 한번 훑어봅시다.

하도 기가 차서 말이 안 나오네요. 별 것도 아닌데 그 씨라고 김일성은 죽어도 후손들까지도 할아버지 못지않은 대우를 받으니 말이에요. 김일성이 도대체 김일성이가 무슨 일을 하였기에 잘도 모르는 할아버지 덕을 보는지 내력을 한번 살펴봅시다. 그 당시로는 훤칠한 키에 얼굴은 미남형이고, 생각 또한 남들과 달랐던 모양입니다. 하루아침에 나라를 뒤엎어 버리자 완전 말로만 잘 사는 시대를 이제 똑같이 잘 사는 시대로 새 세상을 만들어 볼 생각과 행동이 통했던 것 같습니다.

완전히 강제로 큰 것부터 작은 것까지 모두 뺏으니 백성이 무슨 힘이 있겠습니까? 주인 없는 나라에 가져다 바쳐버리니까 자동으로 영웅이 되고 큰 도둑이 됐다고 보지 다른 생각은 없습니다. 그래서 자동적으로 나라 주인은 큰 도둑 두령님이시다. 대장군님이시다. 저분은 우리에 영웅이다. 우리도 같이 줄을 서자. 줄을 안서고 반항하면 사람도 개 패듯이 패서 "이 종간나 새끼 바로 아오지 탕감 감이야."라고 했던 것 같습니다. 억울해도 어떡합니까. 평양 사투리 한 번 들어 봅시다.

"종간나 새끼. 지가 무시기가 영웅이야. 완전 반동새끼지. 지가 무시기가 영웅이야. 싸움박질이나 하는 싸가지 없는 인간 별종이지."

"가만히 있는 내 땅덩어리를 다 뺏어놓고서리, 멀쩡한 사람 병신 만들어놓고서리, 아이 그랬지비. 임자도 말 좀 해보라우. 그랬슴둥 맞슴둥 어찌 그런 행동을 함둥, 짐승 아이고는 못하오."

드러나지요. 구소련도 중국도 전쟁은 안 된다고 했잖아요. 단독 범행자 맞지요. 전범 책임자는 총살 아니면 무기 징역형인데 이상하지요. 오히려 6.25가 그에 입지를 도와준 것 같습니다.

1.4후퇴 때 여기 있으면 지주들은 아예 잘 먹고 잘 살았다고 겁을 잔뜩 주었나 봅니다.

지주들은 목숨 걸고 줄줄이 남하한 것을 보면요. 그들은 "내 고향 이북에서는 제일 잘 살았다."고 합니다.

"내 말 하나 하갓수다. 여러분들 잘 들어시라우. 똑댁이 들어시라우. 우리 다 거지 됐수다. 걱정 하지 말라우. 지금부터 나라에서 골고루 식량 배급 필요한 것 모두 배급 할 것이우다. 걱정하지 말라우. 우대한 우리닌민들만 충분히 먹으라고 여태까지 저 식구가 잘 먹고 잘 살만 반동들 내 말 한마디에 남쪽으로 다쫓게 갔수다. 그들이 두고 간 집이고 식량이고 무엇이고 위대한 님만들만 배불리 먹고도 남을 량이우다. 충분하고도 남슴네

다. 절대 걱정 하지 말라우. 내 앞으로 거지 왕초 잘해 보갓시우."

"거지 양초 만세! 아니지, 아니지. 거지 두령 만세. 아니지, 아니지. 수령님 만세! 아니지, 아니지. 위대한 수령님 만세! 아니지, 아니지. 위대한 아버지 수령님 만세.

그렇게 '만세, 만세!' 노래를 불러도, 좋은 것만 골라 처먹어도 북한을 쥐락펴락해도 꼴랑 82세에 꼴까닥했으니 아이러니하기 짝이 없네요.

일본 사람들은 전쟁미치광이

저는 일본 사람들은 옛날이나 지금이나 '간이 배 밖으로 나왔다'고 생각하지 다른 생각은 안합니다. 저는 생각만으로 쓰지 TV에서 보고 듣고 쓰지, 역사책 보고 안 씁니다. "무슨 저런 일이 다 있나? 전쟁이 아이들 장난도 아닌데……"하는 생각에 하도 우스워서 이 글을 씁니다.

일본 사람들은 물자고 뭐고 다 미국에서 수입해다 쓴 것 같습니다. 안 봐도, 안 들어도 뻔합니다. 지금도 한국에서나 일본에서는 석유 한 방울 안 나는 줄 압니다. 아니 그런데 일본은 미국의 진주만을 폭격했지요. 완전히 미쳐도 보통 미친 짓이 아니지요. 아니 무슨 가미가제 특공대라는 자살특공대를 만들어서 폭격을 하다니요. 사람의 목숨이 전쟁보다 더 중요합니까? 정말 한심한 노릇입니다. 앞뒤 생각도 안하는 사람들, 아래 위가 똑같은 사람들 같습니다. 형이나 동생이나, 너나 나나, 할 것 없이 모두 똑같은 사람들 같습니다. 일본은 진범들이나 졸개들이나 똑같이 간땡이가 부어도 그렇지요, "앞뒤 따질 것도 없다. 무조건 죽어서라도 침공하고 보자!"했으니 이쯤 되면 미친 짓이 확실히 맞지요 다시 생각하면 생명을 어찌 취급했는지 도저히 모르겠습니다. 도저히 이해가 가지 않습니다.

아니, 전쟁 중에 무슨 뚱딴지같은 저런 생각을 했을까요? 전쟁통에 살기 바쁘지, 이기기 바쁘지. 뭐 위안부, 뭐 정신대, 완전히 정신이 나가도 보통 나간 놈들이 아니지요. 생각 자체가 우습지요. 전쟁할 때는 '오직 살아야한다.'는 그 마음뿐일 텐데, 그냥 결전뿐일 텐데, 전쟁 중에 무슨 득이 되는지, 넓은 마음인지, 좁은 마음인지, 미친 생각인지는 전후 생각도 없는 놈들이었다고 봅니다.

그런데 그것 사람들을 조상이라고 만날 신사 참배를 하는 것을 보면 일본 후손들 역시 완전히 정신이 썩어 빠진 놈들 생각도 완전 썩어 삐뚤어진 놈들이라고 봅니다. 게다가 수상이란 작자까지 전범자의 위패를 봉안한 신사참배를 공공연히 하고 있으니 일본은 조상들이나 후손들이나 완전히 전쟁 미치광이들인 것 같습니다.

전전 조상들도 완전 전쟁 미치광이 같습니다.

임진왜란 때도 아예 죽으러 조선에 물 건너 온 것 같습니다. 쪽 배 타고 그 험난하다고 하는 현해탄엘 100m도 안 나가는 소총을 들고 건너 와서 작은 배의 숫자만 많이 몰고 온다고 이깁니까? 완전 졸개들 같습니다. 우리의 큰 배는 1,000m나 나가는 천자총통 대포를 장착할 수 있는 큰 배였지요. 아예 군함이었지요. 군함에 달린 천자총통으로 한 방 쏴버리면 저 일본 쪽배들은 한 방에 와르르 무너지고 말았지요.

한 눈에 바라다 보이는 바다는 숨을 곳이 없습니다.

한 눈에 바라다 보이는 바다는 속임수도 없습니다.

무기의 우위가 최고 아닙니까? 물귀신인지 무장귀신인지 순귀신인가가 지키는 부산앞바다를 건너와 덤비다니요. 안방이나 마찬가지인 부산 앞바다를 건너오다니 바보 아닙니까? "오늘은 파도가 겁나서 못갑니다. 오늘은 비가 와서 못갑니다."하면서 말이에요. 이게 말이 됩니까?

이순신 장군이 이끄는 본부대도 없는데, 본부대의 많은 배들은 불타고 없는데도 남의 배들로만 가지고 이겼습니다. 처음부터 정예부대와 싸웠으면 우리 근방에도 못 왔을 것입니다. 완전 초진 박살이 났겠지요.

한국하고 미국하고 전쟁하면 누가 이기겠습니까? 옛날이나 지금이나 무기의 우위가 이길 것 같습니다. 한국에 올 필요도 없이 미국에서 미사일을 겨냥하면 불바다가 될 것 같습니다.

멀지 않은 옛날에는 전쟁을 해서 나라를 빼앗겠는지요.

무슨 사조약으로 조약 편든다고 '을사 좋다. 얼씨구나 좋다.' 했고 을사조약을 반대하는 반대편들은 '얼간아 얼간아 을간들이 잘도 논다.' 했지요.

지금 생각하면 홍콩처럼 영국처럼 서로 협조하고 살았으면 얼마나 신사적이었을까 생각해봅니다. 일본 놈들의 '끔찍한 고문'과 죽어간 수많은 사람들의 아까운 생명'이 아쉬워서 지랄해봅니다.

독립군은 의사인가요? 왜 독립군은 안 씨가 많지요? 저의 고향에도 독립군이 있었습니다. 이분의 이름이 안희재, 독립군의 살림꾼인데도 하나님이 이름을 잘못 가르쳐 줍니다. '안니재, 안이재'하고요.

세상이 요지경 속으로 또 반세기가 넘도록 또 남북으로 또 세상이 갈라놓은 것 같습니다. 저것이 잘 된 것인지 이것이 잘 된 것인지 몸부림 쳐봐도 모르겠습니다. 좌우지간 지나간 역사를 왈가왈부해서는 안 된다고 합니다. 앞으로는 서로 협력하고 살아야 합니다.

독도는 지킨 이가 주인이지요. 주인장은 두말할 것도 없이 그냥 미사일 공격해도 잘했다고 나라에서 특별 훈장을 수여해야 된답니다. 조선총독부는 조선을 제 마음대로 해도 당하고 조선을 지맘대로 총감독한다 해도 꼼짝 못한 세월이 37년이나 됩니다.

어떡합니까? 힘이 없는데요. 맨손인데요. 맨손으로 대드니까 나쁜 짓을 당하지 않았나, 온갖 수모를 당하지 않았나 생각합니다.

그래도 혹자는 "일본이 다 나쁜 것은 아니다. 배울 것은 배워야 한다."고 말한답니다.

우리는 추잡하고 추잡한 강간, 강탈, 간통, 죽은, 살인, 자살, 성문제로 남녀 모두 골치 아픈 문제 덩어리입니다. 그런데 일본은 성문제가 하나도 없다고 합니다. 골치 아픈 것도 하나도 없다합니다.

우리는 문제가 있는데 아예 창피해서 죽는데 문제가 하나도 없다합니다. 따라 해도 될 것 같습니다. 떼씹도 서로를 접대하는 흉 아닌 놀이로 풀어야합니다. 교수님이 사랑도 나누어야 유쾌 상쾌해진다고 했습니다. 아니면 본문을 막 씹어주세요. 김삿갓이 울고 간 절필로 막 휘갈겨주세요야 우리 심심한데 사랑이나 한 번 할까 하고나면 새세상이 옵니다.

우리나라는 예로부터 동방예의지국이라 합니다.

전쟁만 일삼는 나라에서 하나도 배울 것이 없는데 배우기는 무엇을 배운다 말이요? 말해보시오.

일본에서는 사촌과 결혼을 합니다. 어떻게 그렇게 할 수 있습니까? 이 세상에서 제일 주접을 떠는 일본놈들의 성문화를 보세요. 체육관에서 서로 모르는 수천 명에 앉아서 떼씹을 하는 나라입니다. 문제가 수두룩합니다. 완전 매너 제로입니다. 우리는 흉 아니다. 주변국에게 보여주는 것 같죠.

제가 볼 때 영원히 살려면 음식도 나눠먹어야 함께 살 수 있듯이, 남녀의 사랑도 나누어야 건강해지고 기분이 유쾌 상쾌해진다고 생각합니다. 사랑하면 인간은 엔도르핀까지 나오는데 삶이 바뀌는데 말입니다.

저밖에 모르는 수컷본능, 힘 밖에 모르는 수컷본능으로는, 사람이 짐승처럼 암컷을 독차지 한다는 것은 인간이 할 짓이 아닙니다.

암컷이 수컷에게 물려 죽을까봐, 대장 수컷 한 마리에게는 많은 암컷이 순종한다는 것은 할 수 없는 짐승의 삶입니다.

　스님은 독신생활을 비유했습니다. 사람은 사랑을 못 나누면 죽습니다. 정을 못 나누면 죽습니다. 아무리 산속에서 좋은 공기를 먹어도, 좋은 산채 비빔밥만 먹어도 사랑을 못 나누면 사리가 나오지 못해서 몸이 아파 죽습니다. 나무관세음보살!

　제가 사람한테는 하나로 배운 게 없는데 배운다고 하니 기분이 막 설렙니다. 기분이 막 설렙니다.

　첫째 일본은 전통복장인 기모노를 입어야 여자로서 대우를 한답니다. 이것은 혹자가 그러는데 남자가 눈만 찡긋해대도 남자에게 대접할 준비가 되어 있는 자세랍니다. 성문제는 여자가 복인가 봅니다. 또 옛날에는 아버지, 엄마, 아들, 딸, 며느리, 사돈에 8촌까지 혼탕을 썼다고 합니다. 조물주가 남녀 성을 붙일 때 필요해서 붙여준 것이지 알고 보면 아무것도 아닙니다.

　유럽의 휴양도시, 나체촌처럼 훌러덩 벗어버리면 아무것도 아닙니다. 더 이상 볼 것도 없고 더 이상 생각할 것도 없고 그냥 끝입니다.

　아프리카 부족들처럼 남자도 여자도 훌렁 벗어버리면 끝입니다.

　대한민국에서는 7,8월이 제일 더운 것을 핑계 삼아 아예 법으로 '우산 양산을 쓰기만 하면 알몸으로 다녀도 괜찮다'고 하면 '알몸 다 알았으니깐 볼 것 다 봤으니깐 아무것도 아니다.'라고 할 것입니다. 아예 이것으로도 성문제를 해결해줄 겁니다. 궁금한 것이 없으니 강간하고 나쁜 짓도 안 할 것 같아요. 감추고, 감추고. 감춘다고 해서 감춰지나요. 오히려 더 불거져 나오는 것 같습니다. 호기심이 호기심을 부리는 것 같습니다.

　'한 마디로 성은 요랬다조랬다.' 합니다. 귀에 걸면 귀걸이 코에 걸면 코걸이입니다. 미워하면 성도 밉다, 좋아하면 성도 좋다 입니다.

어떡해 성 기질을 맞출 수 있습니까. 그 집 문화처럼 이해만하세요.

성 문제 때문에 생기는 살인, 미치광이, 꽃뱀은 일망타진되어야 한다고 생각합니다. 성문제를 일으키면 남자나 여자나 완전 집안 망신이고 자식 새끼도 얼굴을 못 들고 다닌다고 합니다.

성은 잘못한 것도 아니요, 잘한 것도 아닙니다. 그냥 본능입니다. 그런데 너무 막으니까 쉬쉬하고 만나게 되고, 남을 강간하게 되는 겁니다. 둘도 없는 사랑했다며 사랑하던 사람들이 좋은 세상에서 하루아침에 싫은 세상으로 바뀌어서 죽음을 택하기도 합니다. 멀쩡한 신사 숙녀가 늑대 여우 취급을 당하기도 합니다.

하루 빨리 나라가 나서야 합니다. 이것은 문화의 차이입니다. 문화는 걸쳐 있다고 합니다.(문화=culture) 걸쳐 있는 것을 확 걷어버리면 됩니다. 문화는 서로 이해만 하면 됩니다.

사랑은 참 여러 가지입니다.

할 수 있는 사랑, 할 수 없는 사랑, 참사랑, 거짓사랑, 수시 사랑, 범벅 사랑, 셀 수 없이 많은 게 사랑이지만 어떤 사랑도 숭고하다고 생각합니다. 지금 우리는 하나도 골치 안 아픈 사랑을 만 가지 골치 아픈 사랑으로 하고 있습니다.

멀지 않는 옛날을 되새겨 보아야 합니다. 그때는 "심야업소가 있으면 큰일 난다."며 TV에서 심야토론까지 벌였습니다. 불법 무도장 때문에 개 망신 당한 분도 여러분 계실 겁니다. 두 군데 다 법으로 정하니까 말썽이 하나도 없습니다.

지금은 폐지되었지만 인간이 인간 자체를 모독하는 간통제가 있어서 성문제가 생겼던 겁니다. 성, 이것은 아무 문제가 되지 않습니다. 그러나 가볍게 생각하면 아무것도 아니지만 중요하게 생각하면 목숨보다 중요합니다.

성(性)은 매우 중요하고 가치 있는 일이지만, 정말 가치 없게 함부로 이용하기도 합니다. 젊은 여성들이 돈벌이 수단으로 이용당하기도 하고 허가 낸 부부도 이용당합니다. 부인은 힘이 없어서 미치광이한테 당해도 그것도 지켜주지 못해서 남편이 미안하다고 이혼 신청을 했답니다.

제 생각으로는 성을 너무 중요하게 생각하기 때문에 악마가 생긴다고 봅니다. 나라가 간섭하기 때문에 불법이 생긴다고 봅니다. 중요하지 않다 생각하면 돈 안 됩니다. 알면 악마들은 쳐다보지도 않습니다. 생각하지도 않습니다. 끔찍한 사고는 생각하지도 않을 것입니다.

그러면 악마들은 오히려 거꾸로 '내가 왜 너한테 그 짓을 하나, 돈이나 주면 한 번 놀아 주지.'할 것입니다.

생명처럼 영원히 붙어 있는 남녀 성을 국가가 막는다는 것은 국가 망신입니다. 미국의 텍사스 주보다 더 화려한 남녀 텍사스촌을 건설해주어야 된다고 생각합니다. 아주 번쩍 번쩍하게 생각 자체를 바꿔야 합니다.

후미진 곳에 부끄럽게 몰래 들어가 섹스를 하는 것이 아니라 자랑스럽게, 건강한 섹스를 할 수 있도록 성스러운 섹스의 성전을 건설해야 된다고 생각합니다.

선남선녀처럼 사랑을 마시고 몸을 즐기고 살아야 됩니다.

코야 아무 때나 조용히 풀 수 있지만 몸을 아무 때나 조용히 풀 수 있나요. 남녀가 같이 몸도 풀어야 마음도 풀리지요.

이것은 아무것도 아닌 것이지만 제일 중한 것입니다. 앞뒤도 모르고, 앞뒤도 알고, 꼬리가 꼬리를 뭅니다. 꼬리가 입을 뭅니다. 입이 꼬리를 뭅니다.

대통령도 장관도 국회의원도 교수도 판사도 의사도 힘 있는 젊은이도 힘없는 할아버지도 성욕이 없었다면 이 나라의, 이 세상의 미래는 없고 지구는 멸망했을 겁니다. 성의 교환이 없는 남녀 간은 끊임없이 전쟁 중이었을 겁니다.

만일 성을 자유롭게 풀지 못한다면 사람들도 가정이 있고 미래가 있는데 앞이 캄캄할 것이다. 옛날 속담에 '옷깃만 닿아도 인연이라'고 했는데, 이젠 옷깃이 아니라' 말만 해도 스치기만 해도 성범죄자로 오보를 하는 것 같습니다.

성을 폭력으로 취하면 안 되겠지요.

성폭력만 없으면 이 뜻입니다. 미국에 클린턴도 르완스키 직원한테 좆이 물려서 혼이 났습니다. 대통령이 돼가지고 청문회에 섰습니다. 그러나 국민들은 클린턴 편에 섰습니다. 성문제가 해결되면 강간이 없어진다고 나라에서 못을 박아야 합니다. 이제 구더기 무서워서 장 못 담그는 시대는 아닙니다. 낮일은 새가 밤일은 쥐가 다 알고 있습니다. 까마귀 노는 곳에 백조는 가지 말아야 합니다. 성 문제를 얽히고설키고, 단맛 쓴맛, 갈 데까지 가보자는 식으로 마구잡이로 막 풀어서는 안 됩니다. 정부에서 슬기롭게 풀어줘야 합니다.

좋은 것은 내 탓, 나쁜 것은 조상 탓

저는 우리의 조상들이 서양 사람들이 아니었나 생각이 듭니다.

원래 한국에는 아토피 피부병이 없었다고 합니다.

전에는 지금도 계속 죽어가고 있는 암도, 점점 커가고 있는 암도 몰랐다고 합니다.

한국 사람들은 자연에 순종하고 살아왔습니다. 시한부 인생 같은 그런 복잡한 말은 모르고 살아왔습니다. 죽고 사는 것은 하늘의 뜻이라 생각해서 인명은 재천에 있다고 한 것 같습니다.

우리나라 사람들이 아토피 피부병을 앓게 된 것은 서양식 식사를 하기 때문이 아닌가 생각하고 있습니다. 서양 사람들이 아토피를 가지고 왔지 않았나 생각하고 있습니다. 아토피가 좋은 것은 아니니까 우리조상들은 서양 양반들인가 하는 생각도 해봅니다.

비만도 좋은 것은 아니지요. '옛날에는 못 살고 못 먹어서 비만이 없었다'고 소리하지 않고 '서양 사람들처럼 잘 먹고, 기름진 고기 잘 먹어서 그랬다.'고 합니다.

코끼리는 풀만 잡숴도 덩치가 산만하던데요. 수명만 길던데요.

생각도 기술도 서양 사람들이 시발점 같습니다.

"햇볕을 쪼이면 비타민 D가 자동적으로 형성된다는 것을 어떻게 알았을까? 뼈가 단단해진다는 것을 어떻게 알았을까?" 하는 생각이 듭니다. 참으로 유식하게, 아니 무식하게 백옥 같은 피부를 선텐으로 태우는 것 같습니다.

저는 의료기를 쓰고부터 내 몸이, 내 뼈가 단단해진다는 것을 느꼈기 때문입니다.

여러 사람들이 '힘이 난다. 피곤함이 없어졌다.' 하는 소리를 들었기 때문에 '서양 양반들이 아는 것도 참 많구나.' 생각했습니다. '태양 빛, 자외선으로 손해도 덕도 보는구나.' 생각했습니다.

저는 아토피를 좀 이상하게 생각합니다.

아토피는 왜 대부분 잘 사는 집 아이들이 걸릴까요?

저는 직업이 도배라 만날 하는 일이 사람 사는 집에만 왔다 갔다 하는 사람이라 '요 양반은 요렇고, 조 양반은 조렇고' 대충 압니다.

무지막지한 무식이의 계산대로 대충 찾았습니다. 잘 사는 집은 대개 정수기를 썼습니다. 정수기는 물이 쫙쫙 잘 걸러집니다. 아주 깨끗하게 나오는 완전한 맹물만 먹게 됩니다. 언젠가 누가 '피는 철분이 보호한다.'고 그랬습니다. '피는 철분이 꼭 필요하다.'고 그랬습니다. 아이도 피가 있는 사람인데, 그러니 자동적으로 철분이 들어 있는 수돗물에 우유를 타주어야 하는데 정수기로 거른 물, 철분이 하나도 들어있지 않은 물로 우유를 타주어서 그랬던 것 같습니다. 수돗물, 옛날 물을 안 먹여서 아토피 피부염이 생기는 것이 아닌가? 저는 그렇게 생각하고 있습니다.

옛날에는 '도시에 가서 수돗물을 먹어서 그런지 얼굴이 참 좋네!' 하였습니다. '수돗물 먹어서 촌티를 벗었네.'라고 하였습니다.

그 생각을 하고부터 저는 남이 볼 때는 '불쌍하다'고 할까봐 생수를 먹지 나 혼자 있을 때는 절대 정수기물을 안 먹습니다. 그대로 수돗물을 마십니다. 하늘에 계시는 아버지가 정수기 물만 마시면 너무 힘들다고 수돗물만 제일 좋게 제일 편하게 해주셨나 봅니다. 땅에 잠깐 들린 예수님, 하나님이 수도관을 연관지어 놓으셨나 봅니다. 사람에게는 공기 다음에 물이 중요합니다. 하늘에 계시는 아버지도 그래서 물에 개입을 하셨나봅니다. 물을 제일많이 먹는다고 물을 제일많이 쓴다고 수돗물을 제일 좋게 예수님이 틀림없이 개입했습니다.

심층수, 보리수, 개수, 작수 해봐도 아예 수도꼭지만 쉽게 돌리면 나오는, 너무 너무 편안한 한국 서울 수도를 주셨습니다. 아이에게 수돗물 먹에세요. 그럼 아토피 났습니다. 그 다음은 애 어미 몫, 애 아비 몫은 저 알아서 할 일일이라고 봅니다.

저는 빗물도 구정물도 산에서 내려오는 산물도 철분이 다 들어 있다고 생각합니다. 약수에는 철분이 듬뿍 들어 있다고 봅니다. 오직 정수기에만 철분이고 찌꺼기고 하나도 없는 맹물 같습니다.

왜 짐승은 태초 그대로인데, 건설도 못하고, 스스로 건강도 못 챙기는데 아직도 아프지도 않고 잘 뛰어놉니까?

사람은 이 건설 저 건설 다했지만 아직도 건강 건설은 모르니까 아예 거꾸로 가는 것 같습니다. 없는 병을 건설하는지 모르겠습니다. 없던 병도 생깁니다.

세상에 나오지도 않는 아이를 미리 본다고 온갖 지랄병을 떠는 것 같습니다. 임신 기간에는 감기약도 먹으면 안 된다 하는데 그것도 최첨단 의술이라고 지랄하고 자빠진 것 같습니다.

의술이 술 처먹고 나중에 지랄하면 '이것도 임산부가 알아서 할 일'이라고 하면 어떻게 합니까? 본인이 알아서 해야지 간호사 의사가 '저것도 몰랐나'고 물으면 어떻게 합니까? 저는 제일 중요한 기초도 몰랐다는 생각이 듭니다.

처남댁이 임신을 하였는데 마산 무슨 병원에서 자궁에 물혹이 있으니 수술하면 아이 낳기가 더 쉽다고 의사가 권했다고 합니다. 아이한테는 아무 이상이 없고 수술도 간단하다고 하였답니다.

이 두 선녀와 나무꾼은 하나님 게임에 누구에게도 상의하지 않고 그 큰일을 아무것도 아닌 것처럼 저들만 서리 살짝 해치워 버렸답니다.

그 아이를 출산할 때 일입니다. 그 아이 아빠는 "괴물이다!"라며 아이를 쳐다보지도 못했다고 합니다.

그 아이가 태어나 무려 수술을 5,6번 받은 후에야 저는 그 아이를 보았습니다. 그 아이 체구는 독한 수술 때문인지 다른 아이보다 작았습니다.

코, 귀, 입술, 손끝, 발끝……. 피가 도는 데는 거의 형체가 없다시피 다 뭉그러져 있었습니다. 수술을 몇 번 했는데도 형체가 없었습니다.

이것은 마취약 때문입니다. 독한 마취약도 끝은 돌아야 합니다. 고개를 넘어야 합니다. 시간이 걸립니다.

힘 없는 피, 아직도 여물지도 않은 인체, 돌아야 하는 저 신체들이 자라지도 못한 것은 수술 때문이었습니다. 이것은 분명 병원 의사의 잘못입니다. 아직도 수술을 몇 번을 더 해야 되는지 모른답니다. 병원의 간호사, 의사는 잘못을 알면서, 뻔히 보면서도 의사는 모른다고 저 잘났다고 병원비도 다 받아 챙긴답니다. 참 어처구니가 없습니다. 백배, 천배 사죄해야 되는 것을 말이에요.

그래도 마음 좋은 삼신할머니는 '내 탓이다, 내 탓이다' 하십니다. 어려운 병원비도 '내 탓이다' 하십니다. 아닙니다. 저것은 분명 의사 잘못이니까 따지세요. 아이를 저렇게 고생시킨 값을 받아내세요. 병원에 들어간 돈, 또 들어가야 할 돈을 오히려 청구하세요. 어찌 저렇게 몰랐을까요? 저도 대충 아는데 참 한심합니다.

임신 시기에는 감기약도 먹으면 안 됩니다. 상스러운 것은 보지도 말라고 했습니다. 징그러운 음식은 먹지도 말라고 했습니다. 과일도 예쁜 과일만 먹으라고 했습니다. 그래야 예쁜 아이 낳는다고 했습니다.

산교육은 할머니가 가르쳐 주었는데, 죽은 교육만 찰떡 같이 잘 못 받은 의사, 간호사 양반! 제발 산교육 좀 받고 수술칼을 잡으소서.

미국의 큰 오산
– 생산되지 않는 석유를 고갈된다고 한다.

　지상자원과 지하자원, 그리고 인재 등 모두가 모여 있는 초강대국 미국도 50년, 60년 앞을 내다보지 못하고 한 석유학자가 꼴값을 떨은 모양입니다. "생산되지 않는 석유는 50년, 60년 쓰고 나면 석유는 고갈 될 것이다."라고 미국이 큰 오판을 한 것 같습니다.

　석유에 목말라 있는 남의 나라야 석유 값이 하늘로 올라가든지 말든지, 남이야 죽든지 말든지 석유를 파낼 생각도 안 하던 미국이, 꿈적도 안하던 미국이 혼자만 잘 먹고 잘 살려고 했다가 한치 앞도 내다보지 못하고 세계 여러 나라에 손가락질을 받는 완전 무식한 국가, 미국이 될 모양입니다.

　석유보다 더 좋은 대체에너지가 무궁무진한 모양입니다.

　제가 봐도 이 산 저 산에 빽빽한 나무들, 하늘을 찌를 듯한 자연연료를 한 나무만 베어도 한 겨울 내내 추위는 면할 것 같습니다.

　그래서 "할 수 없다. 산유국이야 욕을 하든지 말든지, 산유국이야 죽든지 말든지, 할 수 없이 캐내서 팔아야 되겠다."하는 것 같습니다. 그냥 놔두면 골치 덩어리, 실수 덩어리로 국가 망신 덩어리가 될 것 같습니다. 좌우지간 미국의 말 한 마디가 세계를 좌우 하는 힘이 큰 것 같습니다. 석유 값이 쭉 내려가는 것을 보면요. 긴 세월 동안 미국이 어떻게 초강대국을 유지했을까 궁금합니다.

지금도 돈 되는 것은 모두 미국이 원조 같습니다. 세계의 식량 창고다 할 정도로 남아도는 식량이 미국이 세계에서 큰소리를 치게 하는 큰 축일 것 같습니다.

자원원료, 창조기술 등 모든 것이 아예 미국 인재의 몫이었던 것 같습니다. 미국은 처음부터 세계에서 최고로 장사를 잘해서 초강대국의 지위를 계속 유지하는 것 같습니다.

대충만 살펴봅시다. 전기, 전자, 비행기, 선박, 첨단무기, 코카콜라, 햄버거, 컴퓨터, 비아그라제까지 너무 많은 특허로 세계의 경제를 휘어잡는 것 같습니다. 게다가 스포츠, 할리우드 영화, 음악시장에 이르기까지 미국이 세계를 지배하니 말입니다.

마이클잭슨의 공연, 생과 사를 한 번 살펴봅시다. 그분은 흑인이지만 '나는 흑인은 싫다.'며 백인으로 둔갑했지요? 누구는 '다 썩어 가는 골동품도 전통을 이어 받아야 된다.'고 했습니다. 무슨 말이 많은지요. 마이클잭슨의 똑 부러지는 마음은 본인 말고 누구도 이해하지 못할 것 같습니다.

수술, 그 과정을 생각해보면 어떻게 그런 마음을 먹었을까 의아해집니다. 좌우지간 대단한 사람 같습니다. 그는 "내 몸 전체를 흑색을 백색으로 바꾼다."고 하고 확실히 바꾸었지요. 다 바꾸었다고 런닝을 들어 배까지 보여주었지요.

그가 했던 '아프리카 어린이 자선 공연'을 한 번 더 살펴봅시다. 마이클잭슨의 제스처 하나하나에 열광 또 열광했지요. 완전 광란의 도가니였지요. 그의 목소리 하나에 완전 기절초풍해 쓰러지고 정신을 잃고 실신하고 줄줄이 앰뷸런스에 실려 갔지요. 얼마나 가슴이 콩닥콩닥했으면 얼마나 간이 두근 반 세근 반 간이 녹았으면, 얼마나 흥분을 했으면 흥분제도 안 먹고 졸도하는 그 분들이 미쳤는지 무덤덤한 제가 미쳤는지 모르겠습니다. '빌리진'을 부르며 천상의 목소리를 냈던 마이클잭슨, 누구도 따라하지 못하는 그림 같이 유명한 제스처를 보여주었던 마이클잭슨이었지요. 하나님이 "누구라도 쉽게 따라하는 유치한 제스처는 버려라."고 목소리와 함께 그분에게만 주신 몫이었나 봅니다.

마이클잭슨은 건강도 타고 난 사람 같았습니다. 그런데 수술 과다로 쌓인 마취가 아까운 생을 마감하게 했지요. 의사 아닙니다.

왜 하나님은 지구의 사람을 만들 때 삼색으로 만들었을까요. 할 수 없이 인구 순으로 황색인간, 백색인간, 흑색인간으로 가른 세계가 우습습니다.

하나님은 참 다정해

하늘에 계시는 아버지는 세상살이를 이미 다 알아서 다 정해 놓으신 것 같습니다. 힘없는 새도 사람 위에 산다고 날아다닌다고 어미 새는 새끼 한두 마리만 키우고 죽여 버린다고 합니다. 새가 사람 위에 날아다니면서 똥 싸고 오줌 싸면 사람이 얼마나 귀찮을까요. 제가 볼 때 한국이 아닌 열대지방 같은 사람이 안 사는 곳은 새가 몰려 삽니다. 그곳은 모이가 널려 있어서 새끼를 기르기 최상의 조건이지요. 그런데 어미는 먹이와 상관없이 지 새끼 헤칠까봐 어미는 온몸을 던지든데 한두마리만 살리고 힘없이 죽어가는 새끼는 먹이도 안줍니다. 이것은 아무리 자연 생태계라 하지만 다시 생각해 볼 해괴망측한 무식이만의 사건입니다.

힘센 사자도 제 새끼 아니면 다른 새끼는 가차 없이 죽이는 것을 TV에서 보았습니다. 어떤 때는 제 새끼까지도 죽이는 것을 보았다. 그리고는 서글펐는지 하늘을 보고 원망하는 목소리를 냅니다. 이상한 울음소리를 내지요. 왜 저런 행동을 할까 생각해보았습니다. 새끼에 새끼가 기하급수적으로 늘어나면 어떡하잔 말인가요. 사자만 '우걸우걸'하면 어쩌잔 말인가요. 다른 동물들을 다 잡아 먹어 버리면 어쩌잔 말인가요. 더 이상 잡아

먹을 새끼가 없다면 초식을 할 수도 없고 제 새끼를 제가 잡아먹어야 하지 않는가.

동물들은 약도 없으니 할 수 없이 높으신 하나님과 산아제안을 했습니다. 사자는 하나님이 교미까지 정해놓으신 것 같습니다. 수놈은 항시 두 마리가 같이 다닙니다. 그것도 다 하나님께서 생각하신 모양입니다. 암컷은 배란일이 교미할 수 있는 기간이 6~7일뿐이랍니다.

암놈을 따라다니는 첫째 놈은 3일 동안 먹지도 자지도 않고 밤낮으로 짝짓기만 한답니다. 그리고 첫째 놈이 골아 떨어져야 두 번째 놈이 목이 빠져라 기다리고 있던 암놈과 그 좋은 교미의 차례가 올 것 아닌가요.

암컷사자의 배란기가 왜 6,7일뿐일까요. 저는 알 리가 없습니다만 힘센 수컷 사자 두 마리가 항시 같이 다니는 것도 이해가 되지 않습니다.

하늘에 계시는 아버지의 계산에 참으로 놀라지 않을 수가 없습니다.

사자는 집단생활을 하지요. 사자는 제 새끼를 다른 동물에게 빼앗길 염려도 없지요. 사람의 새끼가 아닌 다른 동물의 새끼들은 아무리 어미 아비가 지켜도 생존율이 10%도 안 된다는 동물학자의 통계랍니다.

어슬렁어슬렁 돌아다니며 약한 동물들에게 겁주지 말고 푹 자라고 잠까지도 동물 중에 힘이 센 사자들은 하루에 최고 수컷은 20시간씩 주무시고 암컷은 18시간씩 주무시게 한 것 같습니다. TV에서 동물학자가 그렇게 말했습니다. 힘을 제일 많이 실어 줬다고 잔소리도 제일 많이 했다고 봅니다.

"참 잘했시유. 하늘에 계신 아버지 말씀만 꼬박꼬박 잘 따라 하는 이 힘센 사자를 보고 오해도 했시유."

수놈들은 말도 못하는 암놈들을 학대하다가 교미시기만 밝힌답니다. 아주 싸가지 없는 놈들이라고 동물학자는 말했습니다.

"사자야. 너같이 동물을 학대하는 무식한 인간들은 처음 봤다. 말도 못하는 서러운 짐승을 욕보인 것은 처음 봤다."하고 다시는 그런 말 못하게 못 된 동물학자를 잡아서 "너 같은 것은 하루아침에 해장꺼리도 안 된다."고 겁주어도 된다고 했습니다. 동물학자들은 교미시기를 당긴다고 새끼를 죽인다고 사자를 아주 폭군으로 몰았습니다. 백수건달, 짐승의 왕을 "자기 서방도 모르고 교미 때가 돼야 '요때다'하고 잡아먹는다."며 벌레보다도 못한 악마 취급을 했습니다.

하나님은 "왜? 힘센 사자를 폼도 못 잡게 요지경으로 만들었습니까?"라고 물으면 하나님은 "내가 동물들을 그냥 만들었나? 사람들이 짐승들 하는 것 잘 보고 잘 이해하라고 짐승을 만들었지. 짐승은 아무리 좋아도 웃지도 못하게 만들었지. 아무리 좋아도 꼬리를 열어주지 않으면 마음대로 교미를 못하게 만들었지. 할 수 없이 '말 꼬리 달지 말라'고 꼬리를 달아주었지."라고 하실 것 같습니다.

사람은 일일이 간섭하지 못하니까 짐승을 만들었습니다. 잘잘못 아는 사람이 이해하고 '이건 이렇다, 저건 저렇다. 좋은 건 좋다, 싫은 건 싫다.'라고 잘 판단하라고 만들었습니다. 말을 할 수 없는 동물들은 법도 없습니다. 죄도 없습니다. 이기는 것이 최고입니다. 상대방을 이기고 물고 죽이는 죄는 사하여 주셨습니다.

그래도 아무것도 모르는 저 같은 인간들이 잘 보라고 잘 이해하라고 잘 실천하고 판단하라고 씁니다. 잘 보세요.

동물들은 힘세면 최고입니다. 아비 어미도 없습니다. 암컷 앞에서나 먹이 앞에서는 손톱만큼의 정(情)도 모릅니다. 그런데 인간이 이렇게 하면 되겠어요. 동물들은 좋아도 웃을 수도 없다는 것을 앞서간 사람은 알고 있습니다. 뒤 따라 오는 나도 알고 있습니다.

동물들이 상대방을 이긴다고 하면 사람도 따라서 힘으로 이긴다고 하면 되겠습니까.

동물들은 구역도 없습니다. 이기면 가는 곳이 내 구역입니다. 바로 영역을 표시합니다. 힘이 약한 것이 남의 구역에 들어왔다가는 반 죽거나 아예 죽습니다. 힘이 세도 남의 영역에 혹시 잘못 들어가게 되면 패거리한테 쫓겨 갑니다.

"알았시유. 알았시유. 무슨 뜻인지 알았시유. 이제 알았시유."

곰처럼 겨울방학이 없어도 그냥 잠만 푹 자면 해결됩니다. 이 뜻이 자유, 즉 노는 것이 일입니다.

"맞지유. 짐승처럼, 이해 못하고 짐승처럼 이긴다고 겁주지 말고 잠이나 푹 자유. 말 꺼내지 마세유. 다 알아유. 이해 했지유. 똥이나 먹어라 할게유. 됐시유. 또 할 말 있시유."

"제일 중요한 말이니까, 무식이, 너는 외워야 하니까, 안 까먹도록 적어서 몸에 밝히도록 해라."하는 것 같습니다.

지는 것이 이기는 것입니다. 이기고 싶으면 경기에서나 이기세요. 지고도 이겼다고 '아이고 형님 다음에도 한 수 부탁 합니다'라고 합니다. 지고도 이겼다고, 다들 대단하다고, 재미있었다고 모두에게 큰 박수를 받습니다.

제가 볼 때 육식 동물들은 힘이 세나 약 하나 제 새끼를 죽이는 것은 다 마찬가지 같습니다. 그래서 하나님이 어쩔 수 없이 통제해놓은 것 같습니다. 초식동물은 제 새끼를 죽이는 것을 한 번도 못 봤으니까요. 초식동물들은 먹이가 널려 있으니까 하나님이 산아제안을 안한 것이 틀림없습니다. 너무 크게 비교되니까, 생각이 너무 차이가 나서 왜 저렇게 당하고만 있을까 생각합니다.

동물 농장 같은 TV프로 보면 "왜 등신같이 덩치는 산만해 가지고 물어뜯기고 있을까? 꼬리만 내밀고 있을까?"라며 한심하고 답답했습니다. 여럿이 맞붙으면 사자를 이길 텐데, 사자 몇 마리만 보고도 힘센 동물들이 몇 백 마리가 쫓겨 가는 것을 보고 참 우스웠습니다. 그런데 이제 와서 생각하니 '제가 참 몰랐구나.'하는 생각이 듭니다. '하늘에 계시는 아버지가 말 못하는 동물들에게도 계급을 붙여주셨구나'하는 생각이 듭니다. 하나님은 힘세고 순한 초식 동물들에게는 그 뿔 계급을 붙여 주셨는데도 사람들은 모르고 '뿔이 났다.'고 합니다. 초식동물은 뿔도 없는 육식 동물들에게 맞서 싸울 생각도 안하고, 겁도 못 주고 36계 줄행랑을 칠 생각부터 할까요. 제 생각이 뿔같이 짧았습니다.

도망가던 양이 궁지에 몰려 할 수 없이 맞서 싸우는 것을 보았습니다. 막다른 길에 쫓겨 가던 큰 수컷 양이 쫓아오는 범을 돌아서서 갈 때가 없으니 한 번에 뿔로 받아 버렸습니다. 한 번에 그 범은 배지가 찢어져서 나가 떨어졌습니다. 그 범은 3일 만에 죽었다고 하는 TV프로를 봤습니다. 초식동물인데도 말은 뿔이 없습니다. 사람하고 항시 같이 있는 힘쎈 말이 뿔이 있으면 사람이 위험하지요. 죽을 수도 있어요. 뿔에 받쳐 다칠 수 있다고 미리 위험을 제거했으니 그런 하나님의 은혜 무엇으로 갚을까요?

제가 또 말도 못하는 동물들이 하는 것을 보고 놀랐습니다.

"말이 없어서 말을 못한다 뿐이지, 손이 없어서 일을 못한다 뿐이지."라고 이해를 했습니다.

"동물들도 같은 종끼리는 울음 한 가지로 통하는구나. 사람에 각국 다른 말처럼 동물도 눈으로 보고 하면 머리가 있으니까 머리를 쓰는구나. 사람처럼 손이 없어서 큰일 작은일 온갖 잡동사니를 못하는구나. 그래서 한 없이 울고만 있구나. 서럽게 울고만 있구나. 손만 있으면 사람보다 앞서겠구나."라는 끔찍한 생각도 듭니다. 원숭이는 두 말 할 것도 없지요. 사람 흉내 내는 것을 많이 보았지요. 손 하고 비슷한 발이 있어서 그런 모양입니다. 사람처럼 짐승을 벌세우지 마십시오. 벌세우다가 발이 손이 될까 아주 무섭습니다.

굽이 없는 짐승도 손이라고 이용을 하는데요. 한번은 TV에서 본 적이 있습니다. 아프리카에서 있었던 일입니다. 가뭄 때 개구리의 어미가 옆에 있는 제 새끼 올챙이들을 보고 '이러다가는 물이 없어 다 말라 죽겠다.' 그것도 손이라고 옆에 있던 물길을 터주던데요.

또 몽골 낙타는 제 새끼를 보고도 '저 새끼 낳다가 죽을 뻔했다.'며 출산에 고통을 아는지, 산통이 얼마나 심했던지, 제 새끼가 얼마나 미웠는지 젖을 안주고 계속 새끼를 옆에 오지도 못하게 하는 것을 보았지요. 할 수 없이 사람들이 마두금을 켜며 같이 슬퍼해주고 같이 울어줍니다. 하나님도 감동할 한 없이 서글픈 소리로 달래줍니다. 너도나도 '이 세상이 슬프다' 너도나도 '이 세상이 괴롭다'며 몽골 낙타 새끼가 젖을 줄때까지 울어대는 그 소리에 나도 모르게 눈물이 납니다. 그 소리에 어미는 눈물을 주룩주룩 흘리며 '아이고 내 새끼! 불쌍한 내 새끼! 젖 먹고 살아라.'라며 젖을 줍니다. 짐승도 곡을 아는지 소리를 구별하는지 마두금이 아니면 다른 것으론 안 통한답니다. 참 이상하지요.

아, 참 이 말씀도 생각납니다. 저런 미물도 생각하고 실천한답니다. '끝까지 죽어라 하고 제 몸을 던진다'는 고 정주영 님에 빈데 교훈을 있지 않는다고 했지요?

이제 사람은 몸을 던질 필요가 없어졌습니다. 이제 전쟁보다 더 무서운 경쟁을 죽어라고 할 필요도 없습니다. 그냥 살 때까지 살아만 주면 되겠습니다. 그냥 죽을 때까지 살아 주면 되겠습니다. 그냥 죽을 때까지 억지

부리지 말고 남보다 앞설 생각, 남보다 돈 더 벌생각 안하면 되겠습니다. "내가 죽으면 남는 쌀 누가 먹나요? 남는 옷 누가 입고요?" 그런 걱정할 필요는 없습니다. 남은 사람도 먹고 살아야 되는데요. 고려장 지낼 나이 다 하면 그때 내 몫을 챙겨서 내 몫 다 까먹고 죽으면 되겠습니다. 살다가 살기 싫으면 '손바닥 뒤집듯이 살자.'고 거꾸로 실천하십시오. 두 말하면 잔소리라고 하나님은 큰소리를 칩니다.

희한한 지명대로 희한한 이름대로

옛날이나 지금이나 산 이름, 지역 이름, 사람 이름이 가슴 소스라치게 놀라게 합니다.

대충 몇 가지만 예를 들어보겠습니다.

세종대왕이 한글을 만들 때 이야기입니다. 이렇게 쓰기 쉬운 좋은 한글을 두고 그동안 써온 어렵고 어려운 한문이 있는데 새 글을 만들면 무식한 사람들이 다 쓰게 되어 유식한 사람들의 권위가 떨어지니 "쓰기 쉬운 한글을 만들면 아니 되옵니다."라고 최만리라는 사람이 최고로 만린것 같습니다.

세조가 자기의 조카를 유배시켰다가 그것도 모자라 죽였을 때 "인간으로서 어떻게 저런 짓도 할 수 있나"라고 사육신들이 대들었습니다. 성삼문, 박팽년, 유응부, 하위지 등에게 세조는 아무것도 모르고 성상에게 대든다고 팽개치고 응당의 대가 사지를 찢었다고 합니다.

정부종합청사가 잠시 지나간다고 과천이라 했습니다. 다시 연기군으로 이사 간다고 했다가 이사도 못 가고 연기 됐습니다. 과천에 잠시 들렸다가 연기 됐습니다. 지나가는 것도 지명이 알고 연기 되는 것도 지명이 알고 있었던 것같습니다.

저는 고개가 절레절레 흔들어집니다.

제가 자란 동네의 지명 이름이 가마족골이라는 산이 있습니다. 삼성 이병철 씨의 선대 묘가 그 산에 있습니다. TV에서도 천하의 명당자리라고 소개되었습니다. 어떤 풍수지리학자는 책에서는 그 묫자리가 있는 한 삼성은 천년이 가도 안 망한다고 했답니다. 산의 생김새가 가마솥처럼 생겼다고 하여 산의 이름을 가마족골이라는 이름을 지었답니다.

저는 임진왜란 때의 일도 이상하게 생각합니다. 국호가 조선인데 국왕 이름이 선조입니다. 이름도 모르는 이름이 자다가 일어나서 성질나서 확 뒤집어엎어 버리지 않았나 하는 무식이 씨나락 까먹는 소리가 들립니다.

일본 쪽배들은 십 분에 일도 안 남아 있는 조선 군함한테 대들지도 못하고 근방에 오지도 못하고 대포 한방에 일본 쪽배들은 와르르 와르르 작살나고 불타고 사람은 바다에 빠져 죽고 쫓겨 갔으니까요.

철두철미한 영조 대왕이 앞뒤 따져 보지도 않고 천금 같은 자식을 뒤주 속에 굶겨서 말려서 완전 정신 나간 짓을 하시고 손자는 이름이 살리지 않았나, 지켜주지 않았나, 정조는 지켜야 한다. 옛날이라 할 수 없이 정조를 지킨 것 같습니다. 요즘은 정조를 지킨 여자는 그날부터 옆에서 흉을 봅니다. 흉측한 소리 듣기 전에 하루라도 빨리 서둘러 주시는 것 같습니다.

사람이 죽고 사는 곳에 어떻게 무사가 있지? 참 희한합니다.

법무사의 법은 사형을 집행해도 법은 무사하다는 뜻인가 봅니다.

군기무사 군대 무기는 전쟁이 나면 무기로 살생을 해도 무사하다는 뜻인지요.

잘못도 없고 특별히 잘한 것도 없는 턱도 아닌 병원에 간호조무사가 있습니다. 그 속을 잘 알지도 못하는 죽어도 살아도 알지 못하는 내 핑계 못 대고 할 수 없는데 왜 애꿎은 간호조무사입니까. 두 곳은 이해하지만 이 곳은 살면 살고 죽으면 죽고 병은 마쳐는 의사 잘못 아니다 입니까. 이름이 병이라 아플 것이 병이라는 말, 스승님은 이름을 참 잘 붙여 놓았습니다.

사람은 나이 병이 있어서 사람 병은 안 깨지는 줄 알았는데 술병 유리병 꽃병처럼 병은 잘 깨진다고 사람의 병도 잘 깨진다고 아픈 것을 병이라고 하는 것 같습니다. 깨도 깨도 안 깨지는 병, 자꾸만 커가는 병을 보고 서양 사람들은 깨지 못하는 바위다, 암이다 했던 것 같습니다. 바위 암에 걸려서 눌러서 죽는다고 한 것 같습니다.

땅 많은 사람은 땅땅 거리고 잘 사는 것 같습니다. 땅 다 팔고 '땅을 치고 통곡을 하는 것' 같습니다. "아이구 저 땅이 내 땅인데……."

"얼씨구 절씨구 차차아, 지화자 좋구나 차차~아." 여기도 차차 여기도 차차 노래를 알아듣고 사람들이 차를 타고 다니게 된 것 같습니다. 차도 부르면 오는 것 같습니다.

앞으로는 말처럼 다 되겠습니다.

아파트 주변, 여기는 상가가 없습니다. 가게도 없습니다. '상~가' 건물도 없습니다. 가게도 '잘 가게' 합니다.

재래시장 재 아무리 도와 줘도 선전을 해주어도 마트에서는 기분 나쁘게 쓰레기 봉투에 담아주는 상품도 계산은 못 따라 갑니다. 계산은 안갑니다. 계산은 사람이 합니다. 홈 마트 이 마트 따라가기는 힘들 것 같습니다. 따라 가다가는 가랑이가 먼저 찢어질 것 같습니다.

한 가수의 이름이 강원래입니다. 원래대로 해놔라. 본래대로 해. 그런 말이 있지요. 의료기는 원래대로 될 것 같습니다. 의료기는 이렇다 저렇다 말도 없고 발도 없어서 찾아가지도 못 하고 바보입니다.

또 여자 가수의 이름도 방실이입니다. 저는 의료기를 서방처럼 데리고 살면 이름처럼 방실방실 웃으며 살 수 있을 것 같습니다. 노래하고 춤추며 '뭐야뭐야뭐야'해도 아무도 안 가르쳐 주는 것 같습니다. 말만 들어도, 이름만 들어도, 내용을 다시 한 번 생각만 해도 내용을 대충 알 것 같은데 유식님들은 무식한 이 사람의 머리 꼭대기에 올라앉아 계시는 것 같습니다.

줄기세포를 봅시다. 말 그대로 줄기 세포는 남성에게는 없다고 봅니다. 사람은 여자, 즉 엄마가 생리, 즉 피로 온 몸을 만들었다고 봅니다. 남자는 오직 씨만 넣었지 여자가 몸을 다 키웠다고 봅니다.

그런데 남자들이 줄기 세포 젊을 적에 저장배양 냉동고에 넣어서 종자돈을 은행에 넣어서 배양한다. 참 무어라 말씀드리기가 무안합니다. 황우석 박사님은 줄기세포는 여자 난자에서만 뽑는다고 방송에 여자 주인공들을 보지 않았습니까.

황우석 박사님이 얼마나 이해하기 쉽게 알아듣기 좋게 이름을 붙여 놓았습니까. 몸통 아닌 줄기세포라고. 예를 들어서 고구마 줄기, 수박 줄기 말입니다. 그러니 여자도 난자 속에는 줄기 세포가 있을 수도 있겠지요.

여자 난자에서 찾을 수 있는지 모르겠습니다. 몸통에서 줄기가 나오지 있는 몸통에서 줄기세포를 심는다 말도 이해 시키기가 어려울 것 같습니다. 세상을 너무 어렵게 확대해석 하는 것 같습니다.

박사님들이나 하시는 연구대상도 아닌 것 같습니다. 사람에게는 해당 무인 것 같습니다.

송일국 씨의 세 아들 이름처럼 이제 대한민국은 대한, 민국, 만세 인 것 같습니다.

위대한 한국 남자들

 한국 남자들이 세계 일등의 신랑감 같습니다. 내 신랑 네 신랑 따질 것이 아니라 한국 남자 모두를 말함이지요. 좌우지간 한국여자는 한국 남자 짝을 잘 만난 것 같습니다.
 세상을 남자가 발전시켰지 여자가 발전시켰는지요. 그래도 한국 남자들이 세계 발전에 크게 공헌하는 것 같습니다. 어찌되었든 한국 여자들은 한국 남자한테 고마워해야 됩니다.
 이 세상 남자들이 여자가 할일을 발전시켰지 여자가 발전시켰나요? 남자들은 다른 곳에 한 눈 팔지 않았소. 옛날에는 여자가 밥했지 남자가 밥했습니까? 그런데 지금은 밥통이 밥하는 세상입니다. 옛날에는 여자가 빨래했지 남자가 빨래했습니까? 그런데 요즘은 세탁기가 빨래하는 세상입니다.
 한번 봅시다. 기술 솜씨가 좋아야 최고의 상품이 나옵니다. 들었지요? 세상 사람들이 다 따라가도 한국 남자의 솜씨는 따라 가지 못한다는 아실 것입니다.
 한국 남자들은 수술이건, 기술이건, 상술이건, 계산이건 무엇이나 세계 일등 같습니다. 기술 순서를 봅시다. 한국 남자들이 세계 일등이고 외국 남자들이 2등입니다. 그냥 무시험으로 볼 때 여자는 한국 여자들이 일등이지만 아무리 생각해도 여자는 3등밖에 못합니다. 아예 남자들이 없으면 한국 여자들이 세계 독무대가 될 것 같습니다. 여자들만 살 수 있습니까?

여자는 이것저것 생각할 것 없이 방콕만 왔다갔다 하면서 남자 조종만 잘 하시면 되겠습니다.

좌우지간 한국 여자들은 땡 잡았습니다.

여자가 앞장 선 것은 부끄럽고 치사하기 짝이 없는 일만 앞장 선 것 같습니다.

복부인들은 남편이 많이 벌어 온 돈으로 집 먼저 사고, 또 사서 되팔고 하여 가만히 있는 땅값 집값이 올라가게 한 것뿐 아닌지요.

"때려잡자 복부인!" 이렇게 심하게 해도 말 못하지요. 복부인들이 없는 사람 가랑이가 찢어지게 한 것밖에 더 있는지요.

한번은 큰 집 사모님이 작은 집으로 이사한다고 전체 수리를 했습니다. 이 집 팔면 세금, 저 집 팔면 세금이니 그냥 작은 집에서 세금이 적을 때까지 여기서 살아야 된답니다.

이야기컨대 모녀가 작당을 해서 제법 큰 아파트를 샀다고 합니다. 많이 올랐다고 했습니다. 그런데도 남편한테 "이러니까 아파트 값이 오르지?" 하고 모녀가 혼이 났다고 합니다. 이사하고 몇 번을 다시 가도 한 번도 그런 위대한 분을 못 뵈었습니다. 아쉬워서 써보았습니다. 또 제 새끼 조기 교육에 국부가 얼마나 빠져 나갔는지요.

TV를 보니까 새끼는 안 간다고 울고불고 해도 새끼를 앞장세우는데 천하장사인 남편도 질 수밖에 더 있습니까?

전체가 영어 하나도 못해도 몰라도 취직은 될 것입니다. 회사는 영어가 필요하면 영어를 가르칠 것입니다. 회사 없으면 영어 아무리 잘해도 영어 안 팔릴 것입니다.

상품이 좋아야 사가지 아무리 말 잘해도 상품이 아니라 하품이면 안 사갑니다. 최고 상품은 손님이 먼저 알고 손짓 발짓으로도 잘 사갑니다. 기술을 돈 주고 배워야지 본토 영어 말을 배운다는 것은 아예 말이 안 됩니다. 말만 잘해서 물건 팔면 사기죄, 속인 죄입니다. 가만히 있는 것보다 못합니다. 신용불량자가 됩니다.

이 사람 말에 순종하지 않으면 아예 순종을 확 바꾼다고 합니다. 여자는 옛날처럼 집안일만 하시고 밖에 일은 때려 치워야 합니다. 여자는 옛날 것 까지 실컷 놀아야 됩니다.

선녀탕만 왔다 갔다 들락날락하며 봄단장에 눈웃음만 방긋방긋 하셔야 됩니다.

저는 도배라는 일을 하면서 남의 집 살이도 해봐서 가정 일을 잘 알고 있습니다.

한 여자가 있습니다. "옛날에는 우리가 참 잘살았어요."라고 말씀하십니다. 그때는 남편이 판사였답니다. 그런데 남편 죽고 나서 살살 돈 다 까먹고 지금은 전세금뿐이라고 합니다.

그뿐만 아니라 의사, 교사, 과외선생, 장사 등 참 좋은 직업, 돈 잘 버는 직업도 남편 없이는 세상이 자빠지는 모양입니다.

TV에서도 보았지요. 모자 모녀 가정돕기를 해준다고는 하지만 혼자 사는 것은 이래저래 손해일 것 같습니다. 빨리 남편의 손해보험 들어 놓으세요.

국제결혼 보셨지요. 늙은 총각들 한국에서는 장가도 못 갔는데, 완전 땡 잡은 것 같습니다. 남편인지 색시 아버지인지. 한국에서 그렇게 나이 차이가 나면 결혼하겠습니까? 조국이 가난해 한국까지 팔려 오신 불쌍한 그분들을 많이 도와주어야 되겠습니다.

중국말쯤이야 중국어쯤이야

오래 전 TV에서 본 이야기입니다. 한 탤런트가 나와 말하는데 대만에서는 "진지 잡수세요."라고 하는 소리가 우리나라에서는 욕하고 똑같다고 합니다. 최상 존댓말이라고 합니다. 할아버지한테 '식사하세요." 소리가 "씹할놈아" 한답니다. 게스트들이 말도 안 되는 소리라며 웃었습니다. 그 탤런트는 우스운 꼴 당하는 것 같았습니다. 저는 "그것쯤이야 확인해보면 바로 알 수 있는데…….'라 생각했습니다.

확인해보면 알 수 있는데 "왜 야단법석일까?" 생각하고 중국 본토 사람에게 물었답니다. "중국말로 '진지 잡수세요'를 어떻게 합니까?"라고 물으니 "찝할놈아."라고 한답니다. 그러면 김정훈 씨 말이 맞습니다. 대만도 중국도 같은 한자말을 씁니다. 그러나 그 지방의 언어는 사투리라 못 알아들을 수 있지만 한자로 쓰면 모두 같은 말일 겁니다.

중국말로 사람은 씹이요. 짐승은 접이라 합니다. 나무도 접입니다. 뜻은 똑같습니다. 밥을 꼭꼭 씹어 먹으라는 뜻이랍니다. 연관이 됩니다. 사람도 짐승도 접붙이지 못하면 새끼는 없습니다. 따라서 자손이 없게 되는 것입니다.

옛날 어르신들은은 짐승 소나 돼지 우는 것을 보고 상내소라 했습니다. 소에게 교미를 붙이러 갈 때 '접하러 간다'고 하였습니다. 옛날에는 같은 나무끼리 품종에 좋은 나무를 품종에 나쁜 나무에 접을 붙인다고 하였습니다..

한문에 거짓 가(假)자 있지요. 거짓은 누가 가자하지 않아도 좋은 세상이 오면 자동으로 간다고 거짓은 가라고 했습니다. 나무에 옷을 입혀라 했지 누가 옻나무 그 나무로 사람 속을 뒤집는가요? 왜 옻칠 값을 하는가요?

한문에 따뜻할 온(溫)자가 있지요. 누가 따뜻한 세상 오라 하지 않아도 따뜻한 세상이 자동적으로 온다는 뜻입니다.

제가 중국말, 중국어를 쉽게 풀어썼지요?저, 완전 무식한 놈 맞지요. 하하하.

왜 고려시대에는 임금왕 자(字) 왕(王)씨를 온전 전(全)씨로 둔갑시켰다가 밭전자 전(田)씨로 둔갑시켰을까요? 삿갓으로 하늘도 못 보게 하자, 양쪽에 기둥을 세워 옆으로 나가지도 못하게 하자는 뜻이었답니다. 완전 굿 아이디어입니다.

매해 논밭을 갈아엎어 버리니까 사람 씨도 나마나지 못할 것 같습니다. 논밭은 매해 갈아엎어야 너도 나도 먹고 사는데요.

한문에 잡을 병(秉)자가 있습니다. 그런데 뜻이 이상합니다. 잡는다는 것은 좋은 뜻이 아닌데, 병은 잡아야 합니다. 뜻이 참 좋습니다. 지난번 책 제목을 『잡을 병』이라고 했습니다. 남들은 "책 제목이 너무 강하다 또 죽일 병이라고 하지 또 받침 자가 틀리네."라고 말이 많더라구요.

"에이, 이 똥대가리 같은 님들아." 싶었네요.

요즘 기계에서 글자도 고쳐 준다는 것 알지요. "한글은 소리나는 대로 쓰고 소리나는 대대 읽어라."고 세종대왕님이 가르쳐 주셨는데 이 좁은 한국에서도 사투리 쓰면 '못 알아듣겠네.'하지요.

한 점잖은 양반이 여수의 사투리 문화 때문에 제자를 막 때렸다고 합니다. 선생이 밥을 먹고 나오는데 제자가 "자네 밥 먹었는가?" 하더랍니다. 그 선생은 자신의 귀를 의시하면서 "야, 다시 한 번 말해봐."라고 했답니다. 그런데 그 학생은 역시나 웃으면서 "자네 밥 먹었는가?" 하더랍니다. 60년대에 하늘 같은 스승님을 보고 '자네'라고 하니 얼마나 성질이 났겠어요. 그래서 한 대 때려 주니까 "오늘 자네 왜 이러는가?"하더랍니다. 그래서 또 때려 주니까 울면서 "오늘, 자네 정말 왜 이러는가? 밥을 잘 못 먹었는가?" 하다랍니다. 그 선생은 하도 화가 나서 제자를 소개시킨 여수 분에게 물었더니 그것은 여수 문화라고 했답니다. 그래서 여수문화를 알고 나서 박장대소했답니다.

가까운 데도 모르니 먼 곳을 어떻게 알겠습니까?

그래서 또 내가 확인을 했더니 존칭은 "자네 밥 먹었는가?"고 하칭은 "야, 밥 묵었냐?"였답니다.

각 지방의 사투리를 배워보세요. 각 지방의 문화를 배워보세요. 알고 나면 정말 재밌습니다.

저는 제주도 사투리까지 조금 압니다. 다른 지방은 표준말하고 사투리의 차이가 그리 멀리 가지 못했는데 제주도 사투리는 완전 딴판입니다. 저는 처음 제주도에 갔을 때 여기가 중국인가, 일본인가할 정도로 말이 전혀 틀렸습니다. 제주 사투리로 '무사'는 표준말로 '왜'랍니다. 그러니까 제주도 사투리로 '무사마시'라고 하면 표준말로 '왜요'랍니다.

이렇게 완전히 틀리니 제주도 사람들끼리 사투리 쓰면 한참을 들어도 무슨 말인지 몰라 어리벙벙합니다. 보통 서울말로 '무사'는 괜찮다는 뜻인데 '왜'가 '괜찮다'이냐 물어도 '괜찮다'는 뜻인 모양입니다.

표준말과 사투리의 차이를 예를 들어보겠습니다.

존칭

표준말 : 그렇습니까.

경상도 : 그렇습니꺼.

전라도 : 그렇슴깨.

충청도 : 그래유.

북한말 : 그렇슴둥.

표준말 : 그렇습니다.

경상도 : 그렇습니더.

전라도 : 그렇습디.

충청도 : 그래유.

북한말 : 그렇찌비

하칭

표준말 : 그랬니

경상도 : 그랬나

전라도 : 그랬야

충청도 : 몰라유

북한말 : 몰라유.

표준말하고 사투리하고 끝말만 틀리지요. 표준말 '다, 까, 니'가 경상도는 '더, 꺼, 나'로, 전라도는 '디, 깨, 야'로 변합니다. 참 재미있습니다. 이것이 예절인지는 참 고약한 말을 귀가 다 알아듣지요

저는 충청도 말씀이 가장 잘 맞는 것 같습니다. 이것도 유, 저것도 유, 할아버지도 유, 할머니도 유, 아버지도 유, 어머니도 유.

그랜드파들유, 그랜드마들유, 파들유, 마들유. 하하하.

말 스승님이 애초에 욕은 없었다고 합니다. 표준말도 사투리도 살다보니 생긴 거지요. 사람도 먼저 나가서 개성을 살리려고 하는 거지요. 부인한테는 진짜 욕을 못하면 그날 저녁부터 남편대우를 못 받습니다. 할아버지 할머니는 잘 알아두고 바로 이해하시고 개소주를 많이 먹었지만 아무 소용이 없었다고 합니다. 문화를, 말을 진짜 욕도 아닌 것을 이해도 못하고 못 알아 처먹는 것은 말 못하는 짐승 수준입니다.

사자는 필승이다

　아니 대통령 후보까지 하신 분이 외국에 나가서 흉 아닌 나라 흉을 보다니……. 너무 실망했습니다. 이튿날 신문을 보니까 동경에서 기자회견을 했는데 "북한에는 자유는 없지만 빵은 있다. 남한은 자유도 없고 빵도 없다."라고 하더라구요.
　이것도 정보라고 대통령 후보까지 지내신 분이 그렇게 떠드신 모양입니다. 지금 북한사람의 말을 들어보니까 '70년대 그 이전에는 북한이 남한보다 잘 살았다.'고 하더라구요. 그분 말이 맞는 것 같습니다.
　그래도 국민에게 영향력이 있고 힘이 있는 분이 '못 살아도 잘 산다고 희망을 주어야지. 꼴값 떤다.'고 생각합니다. 그냥 두겠어요. 너도 몰라 나도 몰라 할 테니까 바다 속으로 처넣어 중앙정보부 나라에서 했던 일은 미국도 눈감아주는 모양입니다. 그분은 바다에 수장 당할 뻔 했지요.
　그분의 초췌한 모습을 TV에서 보았을 것입니다.
　1980년, 서울의 봄인지, 서울이 쑥대밭인지, 이대로는 안 돼 밭인지. 여기저기 최루탄이 날아다니고, 이리 우르르 저리 우르르 몰려다니던 시절이었어요. 완전 난장판이었지요.

제가 잘하던 도배장판처럼 지난 일이니까 심심풀이 땅콩으로 까 잡숴 가면서 읽어보세요. 누구 잘못도 아닌 것 같습니다. 역사에 한 페이지 크게 남을 것 같습니다.

완전 눈 뜨고 못 볼 상황이 여기저기서 벌어졌습니다. 저는 직접 보고 싶어서 갔다가 최루탄 한 잔 먹고 혼이 났습니다. 신문 방송도 '큰일 났다. 힘 있는 분이 나와서 나라를 빨리 잡아야 되는데…….'하는 소리가 여기저기에서 들렸습니다. 너도 나도 나라 걱정을 많이 하는 때입니다.

"왜, 나만 잡고 그래?"하시던 분이 앞장을 서신 것 같습니다.

어떤 분은 TV에서 그분의 인상을 보시고 '아이 카리스마가 없어 보인다. 인상이 별로라 큰일 할 사람 같지 않다.'고 했는데 그분은 아예 나라를 꼼짝도 못하게 했습니다. 인상도 부리부리해서 그 분의 말 한 마디면 산천초목이 흔들린 정도로 나라가 조용했습니다. 데모를 이렇게 많이 했는데 조용했다고 할 수 없지요.

쓰다보니까 생각도 안 한 것이 생각이 납니다.

"멀쩡한 사람도 때려잡는다. 키 크고 인상만 험해도 때려잡는다. 사람이 많이 모이면 검문검색을 해 때려잡는다."는 소리 들었습니다.

그것이 삼청교육대의 시발점이었습니다.

저는 81년 고향에서 방위 근무를 했습니다.

그런데 고향 시골 동네 어르신들은 아예 '삼청교육대 만세!'하는 것 같았습니다.

왜? 시골동네 어르신들이 그런 소리를 하셨는지 알아보겠습니다.

옆 동네, 윗 동네에는 저보다 나이 많은 형뻘이나 동생들, 저것들이 완전 깡패짓을 하고 다니는 것을 다 알고 있었습니다. 그런데 그것들이 모두 삼청교육대로 끌려갔다고 합니다.

시골 어르신들이 얼마나 고초를 겪으셨는지 한 가지 예를 들어보겠습니다.

그분은 이 동네 저 동네 돌아다니며 쌀을 팔고 사는 쌀장사였답니다. 그런데 하루는 깡패 놈이 "차 좀 태워주시오."라고 했답니다.

그래서 그 쌀장사는 "오늘은 안 되네. 여기도 가고 저기도 가고 해야 되니까 안 돼."하였답니다. 그날 그는 그 깡패가 살고 있는 동네에서 쌀을 사고 있었답니다.

그 깡패가 차에 안 태워준다고 그냥 쇠막대기 정으로 어깨를 내리 쳐버리더랍니다. 그분은 쓰러져서 온몸을 바들바들 떨고 있으니까, 그 깡패가 하는 말이 "이게, 어디서 건방지게 떨고 있어."하면서 '죽어라'하면서 또 한 방을 내리쳐 버렸답니다. 완전 사람이 개구리처럼 쫙 뻗어버렸답니다. 그 광경을 지켜 본 그 동네 형이 말해주었습니다.

그 깡패는 돈도 없어 치료비도 받을 수 없고 그 깡패한테 맞은 쌀장사는 뇌수술을 세 번이나 받고 병신이 돼 재산도 다 털린 채 알거지가 되었답니다. 그렇게 안하무인이었던 것들은 제거해주었으니 삼청교육대가 얼마나 고마웠겠습니까.

그 깡패는 신고를 해도 경찰도 쫓겨 갔다고 합니다. 좌우지간 얌전한 시골 사람들이 이 깡패 저 깡패에게 이 꼴 저 꼴 당하며 미친 개망나니 같은 놈들한테 얼마나 고생하였겠습니까.

이 사건 말고도 너무나 많습니다. 잡지도 못하는 깡패 때문에 시골이 조용한 날이 없었다고 합니다.

좌우지간 삼청교육대 덕택에 저는 덕을 본 것 같습니다.

아니면 안하무인 깡패들한테 만만한 방위들의 근무가 만만치 않았을 텐데 말이에요.

군부타도를 외치는 학생들의 6.10항쟁이 6.29선언을 받아낸 것입니다. 아예 통일주체국민회의가 이것저것 다 풀어주고 이것저것 계산 다 해보고 이판사판 공사판에 국민 손에 8.7대선을 맡긴 것 같습니다.

아무리 가만히 있으려고 해도, 아무리 말려도 "내가 1등 하면 온 나라가 전 세계에서 박수 받을 일인데 더 생각할 것 없다. 나가자 평민당으로."라고 생각한 것 같습니다. 그러나 결과는 3등 그래도 그 분 말씀은 딱 맞는 것 같습니다.

김병조라는 코미디언이 있습니다. 지금은 한문학 강의를 하는 교수가 되어 있다고 합니다. 코미디는 남을 웃기는 게 직업입니다. 나 아닌 남을 그냥 비꼬는 게 직업입니다. 조그만 것을 풍자하는 것이 직업입니다. "무슨 당은 정을 주는 당, 무슨 당은 고통을 주는 당." 좌중을 웃기려고 그 말을 했는데 그 말을 거기서 했다고 '그게 말이라고 하느냐'고 했답니다. 그 분 한 마디 한 마디가 재미있고 재치가 넘치던데 "너 아프면 나한테 그 병 죠. 못쓸병도 안 쓰는 병도 나는 하나도 안 무서워 내 이름만 봐도 병이 무서워서 병이 다 달아난다."고 했는데 "병조병조 이름조차 듣기 싫다."고 한 절대 권력자의그 한마디에 입은 완전 묵사발되었지요. 다시 우리 역사에는 이런 일이 없도록 합시다.

마음에 님은 진짜 님보다 사랑하는 것이 아니라 먹은 마음이 쉽게 흔들리지 않습니다. 잘 아시지 않습니까. "이 몸이 죽고 죽어도 일백 번 고쳐 죽어 / 백골이 진토되어 넋이라도 있고 없고 / 임 향한 일편단심이야 가실 줄 있으랴"한 정몽주의 시조 말이에요. 혼자 몸도 아니면서 나라 생각도 안하는지 백성이 죽도 못 먹던지 나는 모른다. 님이 바람을 피우든지 말든지 죽기 살기로 한번 먹은 마음 못 고친다.

우리야 "이런들 어떠하리, 저런들 어떠하리. 백성들만 잘 살면 되지."하는 생각이 잘 먹은 생각이라고 하나님이 세종대왕이란 성군을 허락하신 모양입니다.

하나님이 이름을 괜히 붙인 줄 아시오? 똑똑히 보세요. "연기자는 연기 했을 뿐이고, 연기는 사라질 뿐이고, 개그는 개 같은 소리 했을 뿐"이니 웃겨 죽겠다. 박수나 많이 쳐주세요.

불사신 같은 그분, 인동초와 같다는 그분이 다시 대통령에 출마하라고, 하나님 나라님이 합세해서 그분을 대통령 시키려고 나라를 그렇게 온통 쑥대밭으로 만들어버린 것 같습니다.

나라는 IMF로 여기도 저기도 난리통 나라가 IMF 빚쟁이들이 지 맘대로 나라를 개 끌고 가듯이 끌고 가도 나라가 잘 못처럼 보입니다. 정치인 잘못처럼 보입니다.

제일 후보는 아들이 저렇게 크나 휘청 휘청 흔들 흔들 그것도 모잘라서 천지개벽 아닌 천재 아닌 오만한 사람 인재덕에 꼭 필요한 TP덕에 겨우 겨우 말 그대로 사선을 못 넘으면 죽는다.

겨우겨우 4선 만에 대통령 당선. 나라님이 아닌 하늘에 계신 아버지가 무슨 수를 써서라도 내 아들 대통령 한 번 하고 오라고 하신 것 같습니다. 이 무식한 사람 꿈에도 잘 나타나시고 그 분을 우연히 1m 앞에서도 봤고 고생하고 사서한 고생 때문에 사선을 몇 번을 넘게도 인내하고 참고 보복정치 안 하신 그분을 진심으로 존경합니다.

IMF도 졸업시키고 말 그대로 평화 정치하신 것 같아요. 당신은 평생을 수십 년을 떠들어도 한번 밖에 못한 것을 1년 만에 단 한번 만에 당선한 노무현 대통령이 부러울 것 같아요. 제 눈에는 이 기반도 저 기반도 없이, 그것도 완전 똥고집으로, 완전 고집불통으로 사심 없는 욕심으로, 돈도 안 주고 그냥 대통령을 산 것처럼 보입니다.

지금 세상은 없는 거지도 미래를 알고 있는 젊은이도 전자파를 타고 줄줄이 박수쳐 주었습니다. 그 말이 '맞네 맞네'하고 박수에 박수를 친 것 같습니다. "나는 합당을 못 따라 간다 그냥 여기서 죽을 먹더라도, 바보라 해도, 똥고집이라해도 그냥 죽든지 말든지 버텨 볼란다."라고 변심 없이 고생과 의리 하나로 전국에서 지지를 받아서 돈도 하나도 안 주고 대통령을 산 것 같습니다.

아무 짝에도 쓸모 없는 저의 마음도 산 것 같습니다.

지 맘대로 열린 당, 나도 못가 민주당 그렇게 해서 대통령이 되었는데 하다 보니 "아 대통령도 못해 먹겠다."고 했고 반대 사람들은 "대통령이 그걸 말이라고 하나?"라며 "대통령을 탄핵하자."고 했더니 "그러면 심판해 보자."고 했고 열린우리당 국회의원들의 압승, 민주당의 압승이고 한나라당은 참패해서 '대통령 하야'가 자동철회되었지요.

사실입니다. 맞습니다, 맞고요. 얼마나 남을 먼저 생각하는 마음입니까. 여기저기서 말을 들어보니까 젊은 시절에는 막무가내 주장을 했다는 말도 일단은 맞습니다. 말도 아닌 말도 상대방을 먼저 존중하는 마음입니까.

상대할 수 없는 것은 상대도 안 하는 것은 내 목숨 다 받쳐 붙어보자. 고생을 사서 한 것 같습니다. 그 평판으로 국회의원도 한마디로 무조건 당선 되는 곳에서 무조건 당선 된 것 같고요. 합당 안 따라 간 죄로 무조건 떨어지는 곳에서 무조건 떨어졌지요. 덕택에 서울 종로에서 국회의원 생활 또 나서면 된다 하는데 또 똥고집으로 내 집에서 붙어본다 해서 낙선한 거지요. 완전 노무현이는 똥고집이다. 바보다. 정치 졸개들은 이리 붙었다 저리 붙었다 하는 철새 집단들인데 이익만 따지는 집단들인데 노무현이는 틀리다. 이런 노무현 씨를 젊은이들은 얼마나 잘 보았으면 노사모라는 단체가 생겼을까요.

그렇게도 숨김없이 그렇게도 거짓 없이 살아 오신분이 대통령을 졸업하신 분이 말만 들어도 겁이 나는 바위 끝도 저는 생각도 못합니다. 얼마나 억울하고 얼마나 서러웠으면, 얼마나 미안했으면 쌓지도 않는 공든 탑이 여기 저기 쌓여 있는데 내 몸이 박살이 나는, 겁나는 죽음을 선택했을까요? 그것은 부귀영화보다 명예를 중요하게 생각했기 때문입니다. 새끼도 부기영화 누려야 된다. 어림 반품어치도 없는 소리입니다. 새끼도 어미도 뼈아픈 심정으로 다른 모든 가정도 힘들게 산다는 걸 알아야 합니다. 공들여 탑을 쌓는 마음으로 사세요. 조심조심해서 사세오.

다시는 이런 일이 있으면 책임을 막론하고 생각할 것도 없이 다 죽음으로 그 분 뒤를 따르시오. 정치를 잘 못했다 했으면 대들기라도 했을 것이오. 이름이 아까워서 적어 봅니다.

한나라당 완전 두 나라당 짓을 하는 것 같습니다. 단체 행동먼 되고 혼자는 절대로 못 다니게 했는데 박왕자 씨는 혼자 산책을 나갔지요. 개인 행동은 절대 안 됩니다. 북한은 자신들이 정해놓은 메뉴얼에 어긋나면 제 마음대로 합니다. 그런데 그것도 새벽에 혼자 나갔으니 죽으려고 간 것이나 마찬가지이죠. 여론 데모에 밀려, 정당 방어에 밀려 정부가 "금강산 관광을 못 보낸다. 사과 없이는 다시는 못 보낸다."고 했던 것이지요.

그런데 이거 완전 북쪽을 무시하는 것으로 알았나 봐요.

북한은 진짜 거지인데도 진짜 못 먹고 못 입고 진짜 춥고 추운데도 하나님이 내리 10년을 흉년으로 만들었지요. 여론이 들끓어서 안 됩니다. 고마움도 모르는 무식이보다 더 무식한 놈이지요. 미운놈 떡 하나 더 주어야지요.

천안함을 쏜 북한군들을 대포를 쏴서 완전 철거를 시켜버려야지요. 그러니까 천안함 사건이 터지는 것 아닙니까. 이름 그대로 天 안함. 지가 해

놓고도 천연덕스럽게 '안 함' 하고 시치미를 뚝 떼는데 어떡합니까.

진짜 사고를 저질러 놓고도 실수로 사고를 저질렀습니다. 하면 어떡합니까. 진짜 무시무시한 사고를 저질러 놓고도 진짜 내가 했다 해도 어떡할 것입니까. 전쟁을 할 것 입니까. 막무가내 해적선처럼 대들면 어떡합니까.

테러범처럼 자살 폭탄을 한다 하는데 어떡할 것입니까. 좌우지간 미운 놈 떡 하나 더 준다 하는 식으로 잘 타일러야지요. 왜 주식이 쌀인데요. 쌀쌀맞게 굴지 말라는 뜻이요.

박근혜 대통령이 당차게 "대북 정책이 최우선이다. 통일은 대박이다." 라고 했습니다. 맞습니다. 맞지요. 야당이 할 말을 여당이 하니까 야당은 꿀 먹은 벙어리 같습니다. 틀린 말은 아니지요. 틀린 말이다 생각하면 야당이 가만있겠는지요. 때는 요 때다. 벌 떼처럼 일어나서 완전 "그 자리에서 당장 하야 하시오."할 텐데 가만히 있는 것 보면 틀림없이 맞는 말이지요.

누가 있는 대로 말해 보시오. "북한의 금 매장량은 미국보다 많다. 지하자원이 무궁무진하다. 지상에는 볼 것이 금강산 1만 2천 봉우리보다 볼 것이 더 많다."고 하겠지요. 하나님이 볼 때 백두산 천지가 꼭 가마솥이 걸려 있는 것처럼 세계인이 다 퍼먹어도 될 것처럼 생겼지요.

"통일은 대박이다."라는 말이 딱 맞는 말씀 같습니다. "대박이 아니라 쪽박이다."라고 하면 어떡합니까.

마두쇼의 전설

영어가 말해 주지요. 영어가 말 안 해도 가르쳐 주는 것 같습니다.
아무리 생각해도 그 말을 한 스승님은 한 분 같습니다.
성서에서도 애초에는 말은 하나였답니다.
저도 영어를 알면 모든 것이 그냥 이해가 될 것 같습니다.
아예, 온 천지가 이해가 될 것 같습니다.
문화는 미쳐서 걸쳐있다고 하는지요. 문화야 이해만 하면 되겠지요.
보이지 않는 긴장대가 걸쳐 있다고 생각하세요. 확 걷어버릴 생각 마시오. 이해만하세요.
주인이 밭에 꽃을 심던지 배추를 심던지 상관하지 맙시다. 주인이니까요. 지금 세상은 아깝다고 생각하지 마세요. 이해만 하세요. 한 것 같습니다.
미국에서는 "소비가 미덕이다. 굿이나 보고 떡이나 먹으며 놀다 가세요."라 합니다.
100세를 먹어도 나는 아이(I)라 합니다. 좋겠어요 정말. 할아버지, 할머니도 '나는 아이야, 나는 아이야.'하니 영어를 쓰세요. 그러면 젊어지겠습니다. 아이가 되겠습니다. 잘 가르쳐주는 선생님을 왜 뒤쳐(teacher) 진다고 합니까. 선생님보다 100배 100배 더 잘 아는 기계님이 있는데 선생님한테 배우는 것은 시대에 확실히 뒤쳐질 것 같습니다.

일본은 우리 편이 아니고 제편(japan) 이라고 합니다. 그래도 한 집 건너 있는데 서로 인사 하고 서로서로 우리 편 우리 편 우리 편이다. 욘사마는 제 편이다. 양보하세요. 제일은 양보가 상책입니다.

시키면 시키는 대로 하지 요놈이 하기 싫다고 아이씨(I see) 합니다. 이기지도 못하는 친구가 시키면 아이시바 합니다.

우리나라 욕 같은 말이 영어는 '예 알겠습니다'랍니다.

중국은 인구나 땅덩이나 우리하고 훨씬 차이나(china)지요. 저 인구 저 땅덩이 옆에 있어서 다행이다. 교회만 지켜도 먹고 살고 남겠다마는 교회는 처치(church) 곤란이라고 합니다. 납치도 못한다 하지요 골치 아파 어쩔 수 없다. 지 알아서 할 일이다. 그러니 처치(church) 곤란이지요.

운동하는 체육관을 짐(jym)이라고 하지요. 운동 싫어하는 사람은 짐이 될 수도 있지요. 이제는 짐 따위 가지고는 상대도 못할 것입니다. 하지만 니들(needle) 필요 없다고 하지 마세요. 필요 하면 우리는 벗이 됩니다. 왜놈 똥 같은 소리하지 말고 있을 때 하세요. 사랑도 주고 마음도 주고 몸도 주고받고 돈도 주고받고 가시나도 주고 머슴아도 주고받고 하세요.

친한 우정을 프랜드십(friendship)이라고 하지요.

넘어지고 쓰러지고 내려가는 것은 망하는 것은 다운(dowm)이라고 하지요

이것저것 내 팔자 다 운이라고 웃으면서 넘기세요.

좋은가 더하는 것 올라가는 것 업(up)이라고 하지요. 내 새끼 업어서 키웠지요.

앞선 사람 좋은 사람, 너는 그 사람. 업어줘야 할 사람이다. 말하세요. 말로라도 업어주세요

물에 떠다니는 배는 십(ship)이라고 하지요. 여자 배를 타면 그것도 해야 된다고 스승님도 말도 안 되는 그런 식으로 비교를 합니다. 그러면 여자는 남자 배타면 하늘로 뒤집어 집니까?

똑같이 여자나 남자나 만지고 달래 주는 것은 스킨십이라 합니다. 저는 안되겠습니다. 내 몸이 뜨거워서 스치면 키스하고 싶고 뒤에 글자십(ship)도 하고 싶어요. "저는 못해. 아니야, 나도 하고 싶고, 너도 하고 싶어. 너희들은 똑같아."라고 말하는 것 같습니다.

이 저는 해당이 안 되겠지만 "평생 도배나 해라. 또 무슨 인테리어 하냐."며 IMF 이후로 이혼 협박까지 당했으니 제 아내는 해당 안 됩니다.

한국 말을 조금 아는 미국사람이 오해하겠어요. 한국 여자들은 돈만 밝히나 하고요. 할머니도 어머니도 아주머니도 여자들은 모두 돈(money) 타령이니 말이에요. 미국계 한국 통역사는 한국의 상여가 나가는 것을 보고 상주가 "아이고, 아이고"하는데 무슨 소리오 하니, "나는 간다, 나는 간다"하는 소리요 하니 "곡은 똑 같네." 하더랍니다.

영어는 대문자 소문자 완전 틀려도 알면 두말 할 것도 없이 잘 이해가 되는데, 중국어는 정자와 약자 이해하고 알고 읽는데도 완전 틀린 초서도 그것까지 이해하고 읽으면 완전 영재로 보는데, 국어는 소리 나는 대로 쓰고 소리 나는 대로 읽으면 된다고 하니 참 좋은 것 같습니다.

참 쉽고 쉬운 글입니다. 외국말 중국말은 말로 못 전하는 것은 쉽고 쉬운 우리글은 금방 배워서 몇 만 리라도 금방 소식을 전합니다. 이렇게 세종대왕님이 세계에서 제일 쉬운 글을 만드셨는데 잡것들이 우리말을 두고 외국말을 끌어다가 어렵게 고쳐 쓰고 있어요.

얼마나 지랄을 떨었으면 한글이 제일 어렵다는 소리 많이 들었습니다. 심심한데 제가 4개 국어를 해볼까 합니다.

한국 사람은 정확하게 '남산'하면 일본사람은 '나무산', 중국 사람은 '나무 살', 미국 사람은 박자를 넣어서 '나무사~알'이라 합니다.

한국 사람은 '사랑해' 하면, 일본 사람은 '사라하이', 중국 사람은 '쌀랑이해', 미국 사람은 '사랑사랑'합니다. 무슨 사랑이요? 아 뱄시유? 말 문화가 이상하게 퍼질 것 같지.요.

좌우지간 한국은 '또박또박 읽어라.'합니다. 그런데 미국 사람은 '글도 박자를 넣어 읽어라(억양)'합니다. 미국 사람은 참 멋있습니다.

제가 태어나서 멱 감던 무서운 마두 쇼는 전설 이야기입니다. 깊은 물 그곳을 쇼라고 불렀습니다. 영어 쇼하고 똑같이 확 바닥까지 다 보여 줬습니다. 어릴 때는 무서운 겁나는 혼자 지나가면 으스스한 생각도 들었습니다. 커서 생각하니까 완전 쇼했습니다.

어릴 때 "쇼굴에 들어가면 큰 이무기가 있다 그 굴이 큰 안방만하다. 그 굴 길이가 뒷동네 하고 연결 되어 있다. 항시 큰 구렁이가 왔다 갔다 한다. 어떤 때는 주리를 틀고 있다. 저 굴에 들어가면 있단다. 보인단다. 비가 오는 날은 마두쇼에 지나가면 구렁이가 사람을 잡아간다. 큰 구렁이가 온 몸을 칭칭 감아서 물속으로 끌고 들어간다."고 했습니다. 옆 동네 사람들은 소문에 우리동네 사람들보다 더 무서운 줄 알고 있더라고요.

이 애기 저 애기, 그 친구도 많이 들었을 모양이에요. 우리도 많이 속았지요. "모르니까 겁나니까 깊은 물속으로 들어 갈 수가 없으니까 보이지 않으니까 속는구나. 말이 많구나." 생각했습니다.

물이 쫙 빠지니까 물고기 집도 없는 물고기가 불쌍했습니다. 사람 몸속을 못 들어가 보니까 말이 많구나 생각했습니다. 이제는 모르는 시대, 거짓말 시대는 지난 것 같습니다.

낮에도 밤에도 CC한 카메라가 있습니다. CC하게 봤다가는 다 들통 날 것 같습니다.

큰 정자나무 전설이 많지요. 요것도 조것도 마찬가지 같습니다.

이제는 병신시대, 등신시대는 지난 것 같습니다.

왜 병신은 다시 청춘이 오는데요. 등신은 사람보다 더 똑똑한 기계 천국인데요

마두쇼가 그냥 쇼가 아니었다는 것을 보여준 것 같습니다.

왜 얼굴이 페이스인데요. 찡그리지 말고 얼굴 펴고 살라고 페이스가 아닐까요? 왜 입이 마우스인데요. '마, 우스자.' 울지 말고. 그런 말이 아닐까요? 왜 이해가 언더스탠드인데요. 아래, 밑에 서 있는 곳도, 위에도 이해하라고 언더스탠드가 아닐까요. 왜 오해가 미스언더스탠드인데요. 아래위도 생각하지 못하고 미스, 잘못했다고 오해부터 하니까 미스언더스탠드이지요.

걸작 중의 걸작, 신제품 온열의료기를 이해하지 못하고 오해부터 하고 있으니 영어는 뜻 설명까지 해주는 것 같습니다.

시골가면 참았던 시가 줄줄 나오고

아름다운 시, 시골, 통시(화장실)가 없어서 요즘 아이들은 버르장머리가 없나 봅니다. 요즘 어른들은 시골 통시가 없어서 인정머리가 없나 봅니다. 보는 시사회가 아니라 안 보고도 잘 짓는 시사회가 될 것 같습니다. 행시, 사시, 고시를 보다보면 시간도 잘 갑니다. 시를 짓다보면 시간이 잘 갑니다.

추억에 한 솔 나무서왔네
솔솔 한 솔나무 그 솔방울도 땔감이라고 막 주워 왔네
솔솔 한 솔나무 그 솔갈비도 땔감이라고 막 메고 왔네
솔솔 한 솔나무 그 솔밑둥도 땔감이라고 막 캐어 왔네
솔솔 한 솔나무 그 껍데기 깎아 껌이라고 막 씹어 왔네

걱정이 울엄마
아저씨 따라가는 꼬맹이 서울도 눈물 적셨네
나 혼자 찾아가는 꼬맹이 서울시 눈물 적셨네

또 오고 또 찾아가도 굿다고 울 엄마 웃음주셨네
또 가고 또 찾아 가도 컸다고 울 엄마 웃음주셨네
걱정 마소 걱정 마소 다 큰아들 걱정 마소
다 큰 아들 풀칠이 전문인데 한 입 풀칠 못 하겠소

없어서

없어서 그런가 여유가
없어서 그런가 시간이
없어서 그런가 쓸돈이
없어서 그런가 줄돈이
없어서 그런가 진품이
없어서 그런가 짝품이

없습니다

없습니다 죽고 싶은 사람
없습니다 안 죽고 싶은 사람
없습니다 병들고 싶은 사람
없습니다 병들고 산 사람
없습니다 주름지고 싶은 사람
없습니다 주름 펴고 산 사람

또 시가 나올라하오 운 하나 또 주시오.

참 못된 놈. 그래 한번 해봐. 운 참.

참. 참말로. 끔찍했던 내 고향
참. 참말로. 가기 싫었던 내 고향
참. 참말로 볼것도 없는 내 고향
저것도 이것도 시냐. 무식이라 봐준다 다시는 꼴갑 떨지 마라
다시는 안 할게요. 시조 한번만 읊어 볼게요 한번만 딱 한번이다.

청------어------여------어------영
산------사------샤------사------안
리------리------리------리------이
백------매------벽------백------에
계------계------계------계------에
수------수------수------수------우
야------야------야------야------아
수------수------수------수------우
위------위------위------위------이
감------감------감------감------가암
을------을------을------을------어을
자------자------자------자------자
랑------랑------랑------랑
마------마------마------마
라------라------라------라------아

쉬울 줄 알았는데 아 힘들다!

내가 찾는 노래 가사

노래 가사는 거짓말이 없지요. 전 세계가 한 곡이지요.
가사 한 두 군데 바꾸어 보겠습니다.

제목: 입술을 깨물고. 가수: 이태호

1절
내 청춘을 모두 다 쓰고 내 속은 갈라 터져도
풀어야할 삶의 숙제에 나는 입술을 깨문다
때로는 거친 현실은 내 속을 다 헤집고
삶은 눈물나게 매질을 해도 난 꿈이 있어 웃는다
부는 바람에 마음을 달래고 삶의 짐을 잠시 놓는다
오늘도 나의 꿈은 잠을 깨우고 그 꿈을 찾아 오늘도 뛴다
그 꿈을 알고 오늘도 뛴다

2절
내 청춘이 잘리워 가고 내 속은 갈라터져도
풀지 못한 삶의 숙제에 오늘도 잠 못 이룬다
어쩌다 서툰 사랑은 내속을 다 헤집고
삶은 비굴하게 날 살게 해도 난 꿈이 있어 참는다
둥근 저 달을 친구 삼아서 한잔 술에 시련 잊는다
오늘도 낡은 구두끈을 조이고 그 꿈을 알아 어디든 간다
그 꿈을 알아 어디든 간다

제목 : 사는 동안. 가수 : 이태호

1절
있으면 있는 대로 없으면 없는 대로
내 몫 만큼 살았습니다
바람 불면 흔들리고 비가 오면 젖은 채로
이별 없고 눈물 없는 그런 세상 오겠지만은
그래도 사랑하고 웃으며 살고 싶은
고지식한 내 인생 상도 벌도 받지 마오

2절
기쁘면 기쁜 대로 슬프면 슬픈 대로
뿌린 만큼 살으렵니다
가진 만큼 아는 만큼 배운 대로 들은 대로
가난 없고 그늘 없는 그런 세상없겠지마는
그래도 사랑하고 웃으며 살고 싶은
고지식한 내 인생 상도 벌도 주지 마오

　처음 의료기 사업을 시작할 때 집사람이 반대가 너무 심해서 야속해서 지금 생각하면 "부인! 아이고, 미안합니다. 모르고 그랬습니다."라고 할 것 같습니다.
　세상이 이렇게 야속할 줄 모르고 제가 섭섭해서 부르던 노래, 제목도 '모르고'입니다. 뜻도 모르고 '모르고'를 불렀습니다.

1절.
아무 것도 모르고 결혼했어요. 이 사람 결혼을 끈으로 꽁꽁
묶었고 자식을 핑계로 고자질 다했고 님은 잘했나 님은 잘했나
그 사람도 신이 아닌데 놈은 잘했나 놈은 잘했나 나 또한
신이 아닌데 세상 사는 것 별 것 있느냐 아픔을 달래 줘바라

2절
아무것도 모르고 세상 왔어요 이 사람 살다 보니까
좋은 일도 있었고 살다 보니까 싫은 일도 있었지 하고 싶어요
하고 싶어요 울린다고 그렇게 되나요 하기 싫어요 하기 싫어요
울린다고 그렇게 되나요 세상 사는 게 만만 하더냐
만만 한 것 하나도 없더라 세상 사는 게 미련하더라
세상만사 속 뒤집더라 싸늘하고 싸늘하더라
세상만사 속 타더라 뒤집어보니 따뜻하더라
노래 제목 '인생'입니다. 저의 인생은 3.8따라지가 아니라 3.8광땡 같습니다.

세상에 올 땐 내 마음대로 온 것 아니지만은
내 가슴엔 꿈도 없었지
배움도 없고 얻은 것도 없는 3.8 따라지 인생인데
하기는 여기서 무엇을 더해 이것도 행복 저것도 행복
내 삶에 과분한데 하기는 여기서 무엇을 더해
짐승도 아닌 사람들은 같이 살아야지 남는 것은 사람뿐인데
없는 것은 사람뿐인데

위대한 구세주 세 분

　우리나라에는 위대한 구세주 박정희, 이병철, 정주영 님 세분이 아주 작은 한국을 아주 큰 대한민국을 건설 하지 않았나 하는 생각이 듭니다. 아예 한국 운이 아니라 세상 운 같습니다.
　먼저 박정희 대통령을 말씀드리겠습니다. 자세히는 모르지만 신문 책 보고 떠도는 소문 듣고 써봅니다.
　박정희 대통령은 "내가 도둑질을 잘 못한 것 같소. 완전 집이 텅텅 비어 있소. 뭐가 하나도 없소. 어떻게 하면 곡간을 채울 수가 있겠소. 우리 막걸리나 먹고 궁리 해봅시다. 내가 쳐놓은 그물에 1등 주범 딱 걸렸소. 우리가 어떻게 하면 잘 살 수 있겠소. 말해 보시오. 1등 주범 우리도 이렇게 이렇게 하면 홍콩 정도는 살 수 있소. 그러면 책임지고 하시오. 필요하면 빈 집 담보 하겠소. 또 이 장 저 장, 온갖 기관장 다 불러 모아 놓고 당신들 나보다 술 잘 먹소. 우리 편안하게 술로 자웅을 겨루어 봅시다. 몽땅 KO패. 내가 KO승으로 이겼소. 앞으로는 무조건 나를 따르시오. 나는 없는 집 살림 보태러 왔지 없는 살림 빼 먹으러 온 후래 무식한 놈 아니요." 라고 한 것 같습니다.

"새벽종이 울렸네. 새 아침이 밝았네."

그렇게 국민들을 "차렷. 열중 쉬어" 안 했으면 보릿고개 신세 면할 수 있었을까 생각합니다.

하기야 저는 어릴 때 보리밥 안 준다고 땡깡도 부렸지만요. 나라 주인 님 하신 일도 "하나님이 네 생이 끝날 때까지 다 알아서 해 주신 것이다." 하는 것 같습니다.

나라 운인지는 몰라도 '막아도, 거꾸로 해도 잘 된다.' 하는 것 같습니다.
정주영 씨는 "10대 재벌 죄에 걸려서, 성질나서 외국에서 돈 벌어오면 말 안 하겠지?" 하고 외국으로 눈을 돌렸다고 합니다.

이병철 씨! 이분은 우리 동네 산 넘어가 고향입니다.

신문 보고, 책 보고, 떠도는 소문 듣고 안 이야기입니다만. 그 분은 어릴 때부터 "나는 이다음에 돈을 많이 벌거니까 돈 세는 것부터 배워야 된다."고 만날 신문지나 종이 잡지만 있으면 돈 만큼 잘라서 돈 세는 놀이만 했답니다. 보잘 것 없는 제가 입에 오르내리기도 부끄러운 '설탕 밀수사건'이 생각납니다. 밀수가 얼마나 어려운데 매일 매일 어떻게 산더미 같은 원료를 숨기고 들어옵니까.

나라에 끌려서 "밑지고 치는 고스톱인줄도 모르고 그분도 앞서 생각도 안하고 '맞다.'고 박수치는 완전 조무래기 인간들 같소."할 것 같습니다.

저는 어릴 때부터 터무니없는 반항심은 있었나 봅니다.

동네 큰형이 "돈 병철이는 밀수로 돈을 벌었다."고 하니까 "아니다 밀수가 얼마나 어려운데 그 많은 돈을 밀수로 벌겠냐?" 말씨름 했습니다. 조그만 밀수가 얼마나 어려운지 아시지요. 밀수는 어림도 없다고 봅니다.

국부가 빠져나가는 것은 밀수를 해도 박수를 쳐야 합니다. 생산이 안 되는데 돈을 몇 배 더 주고 완제품을 사야 되는데요. 뺏기고 또 뺐기도 꿋

꿋하게 이래도 나라살림 저래도 나라살림 잘 참고 술 힘 못 빌린 게 참 다행이라고 봅니다.

"누구도 안 된다. 완전 미치광이 짓이다. 좀 안다 하는 곳은, 좀 안다 하는 것들은 반도 채우지 못하고 쓰러질 것이다." 했지요

많은 설득과 많은 비교를 들어가며 "우리나라 사람이 솜씨가 세계 제일이다. 사운을 걸어서라도 해라. 기술 아니고는 세계 제일이 될 수 없다. 이제는 기술 시대다." 하셨지요

저는 기존에 있는 금성, 대한전선 등을 가지고는 절대 세계 일등의 전자 제품가진 제품이 대한민국에서 나올 수 없다고 봅니다.

이분도 무식이와 같은 성(姓)에 같은 의령 출신이니까 이름이 우스워서 한번 써 봅니다. 이병철 님이 공장을 지어 놓고 '진대제'를 불러 오라 했다지요. 안대제가 갔으면 큰일 날 뻔 했을 것 같습니다. 우리도 진대제 이병철 님의 치밀한 계산에 박수를 보내고 싶습니다. 1년 이상 혼자서 이 구상 저 구상 해서 경영에 달인이 되신 이병철 님께 돌아가셨어도 큰 박수를 보내고 싶습니다.

정주영 님. 이 분은 완전 앞뒤 가릴 것도 없이 "큰 것은 내 것이다. 나 따라 올 사람 아무도 없다 육지나 바다에 풍덩 뛰어들어서 제일 큰 고래를 잡아 선착장에 올려놓고 자 같이 나누어먹자."하신 분 같습니다.

이분을 잘 아신다는 분이 있습니다. 그 분 말씀부터 몇 자 적어 보겠습니다.

연세도 정주영 님하고 비슷하시고 고향도 이북이신데, 이분은 일본 대학 토목과 출신이랍니다.

그분 집에 도배를 하면서 들은 이야기입니다.

정주영 씨한테 동생뻘이나 부장급 이상은 거의 다 맞았다고 합니다.

왜요? 아침 일찍부터 조금이라도 늦으면 "그래가지고 무슨 일을 시키겠냐?"고 막 호통을 친 답니다. 회장님 동생도 다 컸는데 "때리지 마세요." 하면 "우리도 잘 살아야지. 이래 가지고 잘 살 수 있겠어?"하면서 막 때렸다고 합니다. 참 대단합니다.

정주영 님이 하신 일 중에서 제일 놀란 것부터 적어 보겠습니다.

지금으로부터 40년 전에 중동에 주베일 항만공사, 그 10억 달러나 되는 공사를 어떻게 맡을 생각을 하셨을까요. 우리나라 공사도 아니요. 해본 공사도 아니요 어떻게 저렇게 큰 공사를 맡고 당당히 해내다니 도저히 상상이 안 갑니다.

동생과 여러 사람 때려잡은 사람 맞습니다. 인정합니다.

그것도 정주영 씨는 44개월 공사를 아무 이유 없이 36개월 만에 공사를 끝내 준다 하였다 하니 기가 차지 않습니까. 해보지도 않은 공사 입이 열 개 있어도 옆에서는 입 꼭 다물어야 하겠습니다.

그분은 듣기만 해도, 보기만 해도 계산이 확 다 들어오는 암산 왕 같습니다.

그분한테는 천 명, 만 명 붙어도 그분 한 사람 상대도 못할 것 같습니다. 절대 사람이 아닙니다. 귀신도 아닙니다. 완전 신사입니다. 그분의 책 제목 『시련은 있어도 실패는 없다』를 읽어보았지만 시련도 실패도 많이 겪으면서 "나 같은 인간은 안 죽으면 성공한다."고 말을 했을 것 같습니다.

조선사업을 구상 할 때에도 정부 요직의 경제 부총리라는 사람이 "정사장이 배까지 할거냐"고 하였겠지만 그 분도 누구도 서운할 것입니다.

정부의 그 분은 얼마나 안타까웠으면 "돈도 기술도 하나 없는 사람이 허허 벌판에서 무에서 유를 창조한다."거 했으니 "간이 배 밖으로 나오셨나? 아니면 그 큰 배를 만들어서 식구랑 모두 한꺼번에 침몰하면 큰일 난다."고 생각하겠지요.

좌우지간 이것저것 돈 빌리는 데도 타고 나신 것 같습니다.

"거짓말 같은 오백 원짜리 지폐 한 장 꺼내 놓고 큰 소리를 쳤다."고 하지요. 오백 원짜리에 있는 거북선을 가리키며 "우리가 당신들보다 300년이나 앞선 철갑선을 먼저 만들었소." 말도 안 되는 일을 딱딱 맞는 언변으로 기가 찬 설명으로 기가 찬 답변으로 말하면서 살살 '돈 좀 빌려 달라.'고 꼬셨다고 하지요.

바다간척사업도 그렇습니다. '그분은 항상 머리에 이미 계산이 다 서있다 이미 다 알고 있다'고 생각하시지만 다른 사람들은 "바다간척사업은 10년을 기다려야 농사를 짓는다. 그때부터 공사를 하면 된다."고 하는데도 "나는 5년 안에 공사고 뭐고 다 한다."라고 자신 있게 말하는 계산에 놀랐습니다.

다른 사람들은 바다 짠물이 빠질 때까지 10년씩이나 가만히 두고만 보고만 있던 모양입니다. 하나님의 몫이라고요.

박정희, 이병철, 정주영 이 세 분은 부인이 안 거들어 주어서 참 다행 같습니다.

아시겠지만 이해하시겠지만 '앞에 사람도 안 된다.'고 하면 '뒤에 사람도 안 된다.'고 합니다. 부인이라고, 한 이불 속에서 잔다고 '네 자식도 네 새끼도 먹고 살아야 된다.'면서 이 핑계 저 핑계 무슨 핑계를 대볼까. '대추 놔라, 밤 놔라, 감 놔라' 우리나라도 내놔라 하면 어떻게 합니까? 그걸 말리면 "놔라." 그리고 "집 나간다."고 하는데 어떡합니까?

부인이라고 다른 사람값의 두 배 꿀값을 떠는데 어떡해요.

그래서 작가는 "실패는 성공의 어머니다."라며 여자의 편을 들어 준 것 같습니다.

정주영님은 하시고 싶은 일도 참 많았던 것 같습니다.

그러던 참에 "대통령은 못 할게 뭐있나?"라고 생각했던 것 같습니다.

"아이고, 큰일 납니다. 왕 회장님 성격에 대통령 당선되면 '니노지도 내꺼, 네노지도 내꺼'라 할 건데 안 됩니다. 사람은 집하고 비교해야 됩니다. 새집은 다 튼튼하여서 가운데 기둥 하나 쯤 빼도 옆에서 잡아 주니까 안 쓰러지지만 헌 집은 다 낡았기 때문에 가운데 기둥 하나만 빼 버리면 폭삭 주저앉습니다. 젊은이는 온 몸이 튼튼하기 때문에 가운데 기둥을 빼도 빼도 뽑히질 않지만 늙은이는 온 몸이 낡았기 때문에 가운데 기둥 한두 번만 빼었다가는 완전 복상사 만납니다. 큰일 납니다."라고 할 것 같습니다.

이래서 못 도와주시고 "정오 12시 늬우스를 말씀드리겠습니다. 오늘 군사 쿠테타가 일어났습니다." 이렇게 하면 되겠습니까.

오늘 5.16 군사 혁명이 일어났습니다. 해야지 어떡합니까. 지금 뉴스를 발음대로 했습니다. 글자를 따서 그렇게 된 것 같습니다. '늬우스'라……. 지금 다시 생각해도 참 우습습니다.

박사는 연구소 무식이는 생각소

생각소에서 무식이도 연구 실험을 해봤소. 화분, 플라스틱. 스치로폼 박스를 주워 와서 상추, 고추, 토마토 등 식물을 심어 보았소. 물만 주어도 잎이 너풀너풀 잘 컸소. 이삼일만 물을 안주어도 말라 비틀어졌소. 다시 물만 주면 시들었던 잎에 너풀너풀 춤을 추었소.

거름도 안 주고 물만 주는 것이 욕심이 나서, 어르신들 말씀이 생각이 나서 고추나무, 토마토나무 두 나무를 골라서 무식이는 오줌도 거름이다 하고 4번이나 주었소.

그런데 잎이 슬슬 말라갔소. 슬슬 시들어 갔소. 잎 없는 뿌리가 과식을 해서 그런 것 같소. 어르신 말씀이 딱 맞는 것 같소. 농사엔 과식이 금물이오.

또 잔인하게 수술을 생각해보았소. 토마토 순 두 개의 가지 두 개를 똑 분질러 바로 수술해주었소. 일주일 있다가 수술테이프를 떼니까 옛날처럼 붙어있었소. 애초부터 죽었으면, 똑 부러진 자리에 테이프를 떼면 그대로 똑 부러졌을 것이오.

산 것은 이렇게 수술하기가 쉽구나 싶었소. 산 것은 상처 난 자리에서

진액이 나오오. 어떻게 낫 놓고 ㄱ(기역) 자도 모르는 할아버지가 아셨을까? 지혜는 대한민국만세 감이오.

　이미 죽은 것은 저절로는 절대 아무석도 안 된다고 보오. 소생이, 재생이 절대 불가한 줄 아오.

　산 것은 먹고 있으니까 저절로 재생이 되는 것 같소. 사람은 피부, 가죽이 있으니까 테이프로 수술할 필요도 없는 것 같소. 편안하게 푹 쉬어만 주면 될 것 같소. 힘 없는 실물하고 힘 있는 사람하고 비교하다니……, 참 우습지 않소? 하하하.

만병의 원인은 저체온

초판인쇄일 2015년 10월 1일
초판발행일 2015년 10월 5일

지은이 : 진병국
펴낸곳 : 도서출판 문학공원
발행인 : 김순진
편집장 : 전하라
디자인 : 김초롱
등 록 : 2004년 3월 9일 제6-706호
주 소 : (우편번호 130-814)서울 동대문구 난계로 26길 17호
삼우빌딩 C동 302호 스토리문학사
전 화 : 02-2234-1666
팩 스 : 02-2236-1666
홈페이지 : http://cafe.daum.net/yob51
이메일 : 4615562@hanmail.net

※ 잘못된 책은 교환해 드립니다.
※ 책값은 뒤표지에 있습니다.